AUSGEWÄHLTE CHIRURGISCH-KLINISCHE KRANKHEITSBILDER

NACH

SAUERBRUCHS

KLINISCHEN VORLESUNGEN

BEARBEITET VON

PROF. DR. GEORG SCHMIDT

OBERARZT DER CHIRURGISCHEN
UNIVERSITÄTSKLINIK MÜNCHEN

ERSTES HEFT

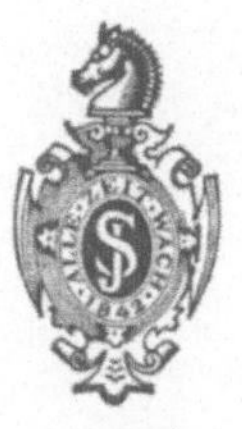

BERLIN

VERLAG VON JULIUS SPRINGER

1926

ISBN-13: 978-3-642-90361-8   e-ISBN-13: 978-3-642-92218-3

DOI: 10.1007/978-3-642-92218-3

Inhaltsverzeichnis.

Basedowsche Krankheit.

Meine Damen und Herren!

Sie sehen hier vor sich eine 28 jährige unverheiratete Bankbeamtin, die aus gesunder Familie stammt. Sie war bis vor $^3/_4$ Jahren wohlauf und frisch, ging ihrem Berufe unbehindert nach und trieb auch viel Sport. Da erkrankte und starb ihr Bruder, der ihr recht nahestand, an Rippenfellentzündung und schwerem Lungenabsceß. Das hat sie sehr mitgenommen und sehr aufgeregt. Seitdem ist in ihrem körperlichen und seelischen Verhalten eine Veränderung eingetreten. Sie wurde zu jener Zeit zum ersten Male von Bekannten darauf angeredet, daß ihre Augen weit heraustraten. In den folgenden Wochen machte sich eine leichte Verdickung des Halses bemerkbar. Zugleich stellten sich Kribbeln in den Händen und Füßen sowie lebhaftes Herzklopfen ein. Bei solchen Palpitationen fühlte sie den Stoß des Organes gegen die Brustwand und seine Schläge bis zum Halse herauf, so daß sie körperlich darunter litt und nicht schlafen konnte. Die Stimmung war veränderlich. Stumpfe Schwermut wechselte mit lebhaften Unruheempfindungen, Angst- und Erregungszuständen. Sie wurde bald rot, bald wieder blaß und schwitzte in letzter Zeit stark. Die Augen quollen immer mehr hervor. Schließlich vermochte sie ihren Dienst nicht mehr auszuüben und mußte die Klinik aufsuchen.

In dieser für den Erfahrenen so eindeutigen Vorgeschichte beachten Sie schon jetzt vor allem die Tatsache eines psychischen Traumas.

Und nun werfen Sie einen Blick auf das Fräulein. Sie erkennen sofort den ausgeprägten Exophthalmus, die Protrusio bulbi. Dieser Eindruck wird noch dadurch vermehrt, daß die aus den vergrößerten Lidspalten weit hervorquellenden glänzenden Augen weniger belebt werden, weil der Lidschlag seltener erfolgt

(STELLWAG), so daß die Hornhaut geradezu austrocknen kann. Ganz anders kommt das ,,Maskengesicht" zustande beim Tetanus. Bei Basedowleidenden hingegen steht die Herabsetzung der Mimik in scharfem Gegensatze zu ihrer sonstigen großen Beweglichkeit und Hast. Beim Blicke nach unten bleibt das obere Augenlid zurück (GRAEFE), und bei der Einstellung auf die Nähe finden Sie mangelhafte Convergenz der Augäpfel (MOEBIUS).

Am Halse nehmen wir eine nach Lage und Form der Schilddrüse entsprechende Anschwellung wahr. Sie ist aber hier nicht erheblich, jedenfalls nicht beträchtlicher als bei vielen anderen Menschen auch. Das würden wir auch gar nicht besonders betonen, wenn die Kranke eben nicht noch eigene Merkmale aufzuweisen hätte. Es ist ja ihr selbst aufgefallen, daß das Herz bis zum Halse herauf schlägt. In der Tat fühlen Sie, wenn Sie die Hand auflegen, sehr starkes Klopfen, und zwar nicht bloß an den großen Halsgefäßen, sondern vor allem auch über dem weichen Kropfe. Diese Schilddrüse ist also noch viel ausgiebiger mit Blut versehen als schon eine gesunde mit ihren vier dicken Hauptarterien, und zwar deshalb, weil sie eine höhere Leistung vollbringt, wobei wir die zeitliche Reihenfolge zwischen dem Mehr an Blutversorgung und der gesteigerten Tätigkeit offen lassen. Die Gefäße sind zahlreicher; sie haben ein weiteres anatomisches Kaliber; sie sind aber auf vasodilatatorische Nervenanreize hin auch funktionell ausgedehnt. Die Häufigkeit des Pulses von 120 geht über seine gewöhnliche Beschleunigung bei durch die Vorstellung aufgeregten Kranken hinaus. Die sonderbare Marmorierung der Hände, die gewiß viele Menschen haben, gewinnt in Verbindung mit unseren sonstigen Wahrnehmungen Bedeutung als vasomotorisches Zeichen. Die ausgestreckten Fingerspitzen zittern, und zwar so feinschlägig, wie etwa bei Paralysis agitans, und nicht so grob, wie z. B. bei chronischem Alkoholismus.

Während die Ernährung anderer derartiger Kranker oft hochgradig gestört ist, so daß man geradezu von einer Kachexie spricht, hat dieses Fräulein etwas an Gewicht zugenommen. Aber das Gefühl der Angst, der nervösen Labilität hält doch an, obwohl in den Wochen, die sie nun bereits in der Klinik verbringt, durch unsere beruhigende Behandlung, auf unseren Zuspruch hin und durch ihre eigene Einsicht die Bewegungsunruhe schon erheblich nachgelassen hat.

Somit steht klassisch die Krankheit vor uns, die sich nach dem Physikus BASEDOW von Merseburg (1840) nennt.

Das Leiden, das Jugendliche bevorzugt, ist im voraus dadurch gekennzeichnet, daß es häufig an ein psychisches Trauma anknüpft. So hier an die sorgenvolle schwere Erkrankung des geliebten Bruders und seinen Tod. Erst von da ab traten mit der seelischen Veränderung, den Schwankungen im Nervensysteme die vier Hauptzeichen: pulsierender, blutreicher Kropf, Glanzaugen, vermehrte Herztätigkeit, Zittern sowie die übrigen mannigfaltigen körperlichen Merkmale hervor, die wir festgestellt haben. Es ist ein sehr vielseitiger Krankheitszustand mit einer ganzen Reihe von Äußerungen. Davon brauchen nicht immer alle lehrbuchmäßig gleichzeitig ausgeprägt zu sein. Es genügen eines oder zwei, das Glotzauge, das Zittern der Finger, die Palpitationen. Ja, es kann z. B. der Kropf ganz fehlen oder doch erst wenig deutlich sein, während Herzstörungen und Zittern schon vorhanden sind. KOCHER legte auch noch Wert auf ein eigenes Blutbild (Leukopenie; Verminderung der polynukleären Leukocyten, relative Vermehrung der Lymphocyten). Wichtiger ist, daß der Blutdruck in der Systole stark erhöht, in der Diastole herabgesetzt ist und daß das Blut Basedowkranker spät gerinnt, was wir in der Züricher Klinik bestätigen konnten. Heute betont man zudem den gesteigerten Grundumsatz.

Über die Entstehung der Basedowschen Krankheit, die zum Teil in das Gebiet der inneren Medizin, zum Teil in das der Neurologie, zum wesentlichen Teil aber auch zur klinischen Chirurgie gehört, gehen die Ansichten auseinander. MOEBIUS (1880) erklärte das bis dahin dunkle Leiden als Folge einer hyperplastischen und damit auch hyperfunktionierenden Schilddrüse. Schon das Sekret der normal arbeitenden Glandula thyreoidea beeinflußt ja die nervöse, besonders die sympathische Regelung der Organtätigkeit. Es ist ein wichtiges Zusatzmittel, das alle Gewebe sensibilisiert. Die Basedowstruma überschwemmt nun den Körper mit ihrer vermehrten und vielleicht auch veränderten Absonderung und vergiftet ihn dadurch gewissermaßen. Um Ihnen das klarzumachen, sei ein Beispiel aus der Ernährung angeführt. Für diese ist das Kochsalz unentbehrlich. Durch ein Zuviel davon könnten wir aber einen ernsten Zustand, ja vielleicht eine Vergiftung hervorrufen.

Die Moebiuslehre ist nun zu jener Zeit, als man glaubte, kausal naturwissenschaftlich alles restlos erklären zu können, wie eine Erlösung empfunden worden. Die neue Anschauung wurde dadurch gestützt, daß man eine pathologisch-anatomische Eigenart der Basedowstruma zu erkennen glaubte: eine parenchymatöse glanduläre Wucherung, mit auffallendem Reichtum an Zellen und Zellteilungsbildern, wie wir es in ähnlicher Weise bei der milcherzeugenden weiblichen Brustdrüse sehen; mit zahlreichen Drüsenacini, deren Epithel gequollen und in Desquamation begriffen ist; sowie (nach ALBERT KOCHER) zwischen den Parenchymknoten mit außerordentlich vielen kleinsten Lymphfollikeln, entsprechend den beim Basedowleiden nicht seltenen Veränderungen anderer lymphatischer Organe, der Mandelhyperplasie, der Thymusvergrößerung.

Diese noch heute von einzelnen Internen und Chirurgen (FR. V. MÜLLER, KLOSE) verteidigte Annahme eines der Basedowstruma eigenen Gewebsbildes besteht aber doch wohl nicht zurecht. Die geschilderten histologischen Abweichungen sind nämlich durchaus nicht in jedem Basedowkropfe vorhanden. Zudem ergibt sich aus Wahrnehmungen schweizerischer Forscher und aus unseren Erfahrungen, daß die für das Basedowleiden in Anspruch genommenen Gewebsveränderungen auch bei der gewöhnlichen parenchymatösen Struma vorkommen. Sie werden gelegentlich auch bei Schwangerschaft angetroffen.

Schon eher ließe sich für MOEBIUS' Lehre die Tatsache verwerten, daß mancher Träger eines gewöhnlichen endemischen Kropfes eine Art Basedowsche Krankheit erwirbt, wenn er regelmäßig und längere Zeit Thyreoidin oder Jod zu sich nimmt. Das Jod reizt die Schilddrüse zu vermehrter Tätigkeit; der von ihr abgesonderte Jodeiweiß- oder anorganische Jodkörper überschwemmt den Körper, und Tachykardie, Tremor, nervöse Störungen stellen sich ein. Freilich sind solche Veränderungen auch durch Verabfolgung von Thymus-, Nebennieren-, Keimdrüsensaft zu erreichen. Doch entziehen sich hier die näheren Zusammenhänge unserer Kenntnis.

Schließlich hat man angeführt, daß das Basedowleiden das Spiegelbild des Myxödems sei, das ja an Schilddrüseneinbuße geknüpft ist und mit Schlaffheit und Trägheit einhergeht.

Es ist aber erstaunlich, daß, als MOEBIUS mit seiner Lehre hervortrat, nicht ein einziger Kliniker die Frage aufwarf: „Wie kommt es denn nun aber, daß die Schilddrüsenvergrößerung, die ja so viele Menschen haben, nur bei diesem oder jenem nach MOEBIUS zum Ausgangspunkte von Basedowerscheinungen wird?"

Französische Ärzte hatten freilich schon vor MOEBIUS immer wieder darauf hingewiesen, daß bei der Basedowschen Krankheit eine Neurose der allererste Anlaß sei. Wenn aus irgendeinem Grunde das Nervensystem, insbesondere das sympathische stärker erregt wird, so werden seine vermehrten Antriebe in den von ihm abhängigen Organen, also auch in der Schilddrüse ergiebigere Arbeit und anschließend Hyperplasie hervorrufen. Nun gelang es dem Schweizer Physiologen SCHIFF in Genf, auf dem Wege von lange Zeit hindurch fortgesetzten, galvanischen oder faradischen Reizungen des Halssympathicus bei Tieren kräftigere Durchblutung und schließlich Wucherung der Schilddrüse zu erzeugen. Es kann also nicht daran gezweifelt werden, daß auch aus funktioneller Ursache heraus, durch primäre Reizung der sympathischen Nerven der Schilddrüse eine anatomische Vergrößerung dieses Organes eintreten kann.

Und dann hat der Krieg, wie bei so mancher unserer anscheinend gesicherten allgemeinpathologischen, klinischen und therapeutischen Besitze, so auch hier als großer Lehrmeister umwälzend gewirkt und dazu beigetragen, daß wir uns von dem beherrschenden Gedanken der kausalen Bedeutung des Hyperthyreoidismus bei der Basedowschen Krankheit frei machten. Wir erlebten, daß junge, ganz gesunde Männer, die nicht nervös waren und keinen Kropf hatten, die mit Begeisterung für das Vaterland im Felde standen, unter dem Eindrucke irgendeines furchtbaren Erlebnisses, eines Überfalles im Schützengraben, einer unerwarteten Beschießung mit Granaten, kurz, unter dem Einflusse einer Aufpeitschung ihres Nervensystemes plötzlich Zeichen von Basedowscher Krankheit, Glotzaugen, Zittern usw. bekamen. Es wäre doch ganz ungewöhnlich, wenn eine Schilddrüse von einem zum anderen Tage derart mehr leistete, daß dadurch der Körper so schnell und so stark vergiftet würde.

Hierzu eine eigene Erfahrung. Bei einer an einem Panaritium längere Zeit poliklinisch behandelten, sonst bisher gesunden Frau traten die ersten Zeichen einer schweren Basedowschen Krankheit hervor, als sie, anläßlich eines Brandes in ihrem Zimmer abgesperrt, den Feuerwehrmann ihr Kind vom Fenster heraus in das Rettungstuch hinabwerfen gesehen hatte und ihm nachgesprungen war.

Schließlich ist die MOEBIUSsche Auffassung auch noch durch neuere Erfahrungen auf dem Gebiete der gesamten inneren Sekretion erschüttert worden. 1911 wurde aus der GARRÉschen Klinik darauf hingewiesen, daß beim Basedowleiden nicht nur die Schilddrüse, sondern auch der Thymus ungemein vergrößert sei. Man glaubte, daß der hyperplastische Thymus durch Überarbeit die Schilddrüsentätigkeit beeinflusse. Den ersten beiden, durch solche Erwägungen veranlaßten Thymusentfernungen in

Bonn und in Zürich folgte eine operative Flut allerwärts, die freilich bald wieder zusehends abebbte.

Nun zeigte sich aber, daß der Gehalt des Blutes Basedowkranker auch an Adrenalin öfters vermehrt ist, was auf Hyperfunktion seines Bildungsorganes, der in der Tat häufig vergrößerten Nebennieren schließen läßt. Dazu kommen Hyperplasien der Keimdrüsen, bei Frauen insbesondere der Eierstöcke, ferner der Hypophyse, ja auch der Zirbeldrüse. Demgemäß können ja vegetative Veränderungen und Tachykardie durch Verabfolgung nicht nur von Jod oder von Thyreoidin, sondern auch von Thymus-, Nebennieren-, Eierstocks- oder Hodensaft hervorgerufen werden.

Doch selbst bei diesen endokrinen und vagosympathischen Störungen bleibt es nicht. Oft verlieren Basedowkranke dazu noch Haare, Nägel, Zähne, wie etwa Kretinoide. Ihre Haut, die sich bald umschrieben rötet, bald wieder auffällig blaß wird, hat Neigung zum Schwitzen, woraus sich ihre vermehrte Leitungsfähigkeit für den galvanischen Strom erklärt. Ferner ist der Stoffwechsel in Unordnung geraten, so daß die Kranken trotz bester Kost nicht zunehmen. Der Reiz einer Mahlzeit wird nicht ausgeglichen; schon $1/2$ Stunde später setzen Durchfälle ein. Viel zu lebhaft geht der gesamte Nahrungsumsatz vor sich, gerade wie die Herzarbeit und die psychische Tätigkeit.

Somit sind der ganze Stoffwechselapparat und mehrere Blutdrüsen am Basedowleiden beteiligt. Man wird also nicht berechtigt sein, von der Hyperplasie allein der Schilddrüse als Krankheitsursache zu sprechen, ebenso wie wir heute in dem Ulcus ventriculi nicht die Grundlage, sondern auch nur ein hervorstechendes Zeichen einer abwegigen Gesamtstörung des Vagosympathicus, eben der Ulcuskrankheit, sehen.

Da aber alle endokrinen Drüsen und auch der Stoffwechsel vom sympathischen Nervensystem abhängen, ist hiermit ein Weg gefunden zu der alten französischen Auffassung der Basedowschen Krankheit. Denn das vagosympathische System ist wiederum gebunden an das Nervensystem überhaupt und vor allem auch an zentrale seelische Vorgänge.

So ergibt sich eine lückenlose Kette vom psychischen Trauma bis zu den Organen der inneren Sekretion, einschließlich der Glandula thyreoidea.

Wenn demnach die vergrößerte Schilddrüse ihrer alleinigen kausalen Bedeutung im Sinne von MOEBIUS jetzt entkleidet ist und nur mehr eine Erscheinungsform der Krankheit darstellt.

wie stimmt aber damit überein, daß dem Basedowkranken doch die Strumektomie nützt? Unkritische Chirurgen berichteten sogar von postoperativen Heilungen im Laufe von vier Wochen; kritische gaben freilich zu, daß nicht alle Merkmale, so gut wie nie die Glanzaugen und das feinschlägige Zittern völlig beseitigt werden. Nur Besserungen wurden erreicht. Damit stimmen die Ergebnisse von Nachuntersuchungen überein, die wir an von uns oder von sehr erfahrenen anderen Chirurgen Operierten angestellt haben.

v. MIKULICZ hatte gleichfalls der Moebiuslehre vertraut, aber mit weitem Blicke und hervorragender Beobachtungsgabe doch nach seinen Basedowkropfresektionen bald erkannt, daß, trotz unbestreitbarer Teilerfolge, viele Krankheitszeichen unberührt blieben.

Das Dunkel dieser Widersprüche klärte nun v. MIKULICZ auf: Schon die normale Schilddrüse beeinflußt ja so nachhaltig, wie kein anderes Organ, Herztätigkeit und Stoffwechsel, ja den ganzen Lebensablauf. Wenn sie nun unter dem Drucke des primär gestörten zentralen Nervensystems, inbesondere des in Verwirrung gebrachten Vagosympathicus wuchert und mehr schafft, so muß diese Überarbeit klinisch auffällig in Erscheinung treten, und zwar vorzugsweise als vermehrte Leistung der Erfolgsorgane der Schilddrüsensekretion, als Unruhe der Vasomotoren, als beschleunigte Tätigkeit des Herzens, als überstürzter Stoffwechsel. Die Schilddrüse wirkt also wie ein Stromverstärker; sie betont alle Abweichungen noch besonders. Wenn nun v. MIKULICZ — schon lange vor KOCHER — diesen von ihm sogenannten „Multiplikator" verkleinerte, so verringerte sich auch der Zuwachs an Krankheitsäußerungen wieder. Wir befreien in der Tat damit den Körper meist von der lästigen Tachykardie, von den Herzpalpitationen, von der inneren Unruhe und geben ihm im ganzen günstigere Aussichten auf Ausheilung auch der primären Störung.

Obwohl wir also aus dem früheren engen Anschauungskreise heraustreten und das Wesen des Basedowleidens in einen viel größeren Rahmen fassen, halten wir doch an der der MOEBIUSschen Lehre entsprungenen Schilddrüseneindämmung fest, zwar nicht durch Röntgenbestrahlung, wie einige wollen, und nicht durch Sympathicusexstirpationen am Halse (JONNESCO, JABOULAY), wohl aber mit Hilfe der Resektion des Kropfes, die wir auch bei unserer, nunmehr bereits gut vorbereiteten Kranken demnächst ausführen werden. Freilich bewerten wir nicht mehr den

Grad des Erfolges nach der Menge des weggenommenen Kropfgewebes. Auch bilden wir uns nicht mehr ein, mit diesem den Krankheitsgrund zu zerstören. Es wird vielmehr nur ein Symptom entfernt, der „Multiplikator", der sich bestimmt erfassen läßt. Mit der gefäßreichen Struma entfallen freilich auch unmittelbar ein guter Teil reflektorischer Übererregbarkeit und das Gefühl behinderter Atmung, das den empfindlichen Basedowkranken viel mehr ängstigt als andere Träger eines die Luftröhre ein- oder beiderseitig mechanisch bedrückenden Kropfes. Damit werden auch der erhöhte Widerstand im kleinen Kreislaufe sowie die Mehrarbeit der rechten Hälfte eines Herzens herabgesetzt, das schon unter den allgemeinen Einflüssen des Basedowleidens Übermäßiges leistet. Zweifellos muß operiert werden, wenn die Beengung der Luftröhre sehr ausgesprochen ist. Dagegen werden wir uns da zurückhalten, wo statt der Beeinträchtigung von Herztätigkeit und Atmung die Kachexie und die nervöse Erregbarkeit, also mehr die Störung im gesamten Sympathicusgebiete voranstehen. Denn die Kropfresektion beim Basedowkranken ist immerhin ein besonders ernster Eingriff, auch wenn wir ihn zur Ausschaltung des psychischen Chokes in Ätherallgemeinnarkose sowie im übrigen schnell, schonend, vorsichtig, blutsparend ausführen. Plötzliche Todesfälle infolge von unberechenbaren nervösen, meist Vagusreflexen sind beobachtet worden, so bereits beim Hinlegen auf den Operationstisch. Selbst der Thymus spielt dabei eine Rolle; wohl nicht so sehr wegen der angeblichen, aber noch dunklen schädlichen Einflüsse jeder „Thymus persistens", als vielmehr deshalb, weil der Antagonist, die Schilddrüse fortfällt und die Mehrleistungen des hyperplastischen Thymus nicht mehr ausgleicht.

Auch nach dem Eingriffe ist noch nicht jede Gefahr vorüber. Das Trauma der Operation schädigt gerade den Basedowkranken besonders nachdrücklich. Ferner geht ihm bei der Resektion der gefäßreichen Drüse eine Menge Blut verloren. Schließlich wird vielleicht während der operativen Hantierungen reichlich Drüsensaft in den Kreislauf und die Lymphbahnen eingepreßt, der dann plötzlich den Körper überschwemmt. So ist es nicht ungewöhnlich, daß am dritten, vierten oder fünften Tage die Pulszahl auf 200 und mehr — vorübergehend — ansteigt.

Mit Rücksicht auf alle diese Umstände wahren manche innere Ärzte den Standpunkt, Basedowkranke überhaupt nicht operieren zu lassen. Man bringt sie dahin, wo sie nicht gestört werden durch Verwandtschafts- und Freundschaftsbesuche, wo sie in günstigem Klima für sich leben, sich gut nähren, sich pflegen, sich ausruhen können. Wir selbst sahen zwei Schwerkranke nach sechsmonatigem Aufenthalte im Hochgebirge restlos ausheilen. Es kommt eben schließlich darauf an, durch Gegeneindrücke das wettzumachen, wovon wir auch bei unserer Kranken ausgingen, nämlich das erschütternde, das Basedow leiden zum Durchbruche bringende seelische Erlebnis.

Eigenes Schrifttum der SAUERBRUCHschen Schule:

SAUERBRUCH: Bruns' Beitr. z. klin. Chir. 1921, Bd. 77 S. 1.
SCHUMACHER u. ROTH: Mitt. a. d. Grzgeb. d. Med. u. Chir. 1913, Bd. 25 S. 746.

2. Vorlesung.

Endemischer Kretinismus — Spontanes Myxödem (sogenannter sporadischer Kretinismus).

Meine Damen und Herren!

Wir wenden uns heute einem Krankheitsbilde zu, das sich anschließt an unsere Betrachtungen über das Basedowleiden und das gewissermaßen dessen Spiegelbild darstellt.

Diese 17jährige wird zu uns gebracht mit der Angabe des Vaters, daß sie zwar schon seit ihrem Eintritt in die Schule eine langsam zunehmende Halsverdickung habe, daß aber der Kropf seit $^1/_4$ Jahre besonders schnell gewachsen sei und immer größere Atembeschwerden verursache. Bei rascheren Bewegungen müsse sie angestrengt Luft holen. Dabei sei die Einatmung von einem lauten Pfeifen begleitet. Das steigere sich in der Nacht, so daß die Eltern, die mit ihr im selben Zimmer schlafen, aufgeweckt werden und nun ihre Tochter im Bette sitzend und ängstlich krampfhaft nach Luft ringend vorfinden. Besonders bedrohlich seien diese Erstickungsanfälle gewesen, als sie vor einigen Wochen einen heftigen Katarrh durchgemacht habe. Auch nach dessen Abklingen bestehe der Lufthunger fort. Selbst während ruhigen Schlafes sei ein Ziehen bei der Einatmung bemerkbar.

Wenn wir nun das Mädchen betrachten, so fällt uns sofort eine gewaltige, die vordere und die beiden seitlichen Halsgegenden ausfüllende, mit mehreren Knollen in die Tiefe gehende Geschwulst auf, die nach ihrer Lage und nach ihrer Form nur die vergrößerte Schilddrüse sein kann. Wir messen einen Umfang des Halses von 58 cm. Ein leises Pfeifen, einen Stridor vernehmen wir auch während ruhiger Einatmung. Ohne uns heute im einzelnen mit dem Befunde dieses Kropfes zu beschäftigen, gewinnen wir alsbald den Eindruck, daß durch ihn die Kurzatmigkeit und die lebensbedrohlichen Zustände verursacht werden, und zwar offenbar in dem Sinne, daß er auf die Luftröhre drückt, von beiden Seiten her bis zu ihrer Säbelscheidengestaltung oder auch nur von rechts oder von links mit Verdrängung und mit Abknickung. Diese Einengung wird sich bis zur Erstickungsgefahr steigern unter besonderen Umständen, z. B. wenn die Kranke im Bett auf der einen Seite liegt.

Damit wird für uns, auch ohne daß wir zunächst tiefer auf das Krankheitsbild eingehen, sofort klar, daß die auf mechanischem Wege erzeugte Behinderung des Luftweges auch auf demselben, dem mechanischen Wege beseitigt werden muß, durch die Resektion des schuldigen Kropfes, selbst wenn seine Trägerin noch in der Entwicklungszeit steht, in der wir sonst Strum-ektomien ablehnen.

Nun erhält aber diese einfache Stellungnahme eine ganz neue Beleuchtung durch Aufklärungen, die uns die übrige Vorgeschichte und die weitere Untersuchung bringen. Die Familie ist gesund; die Eltern sind unter sich nicht näher verwandt. Ihnen fiel auf, daß ihre Tochter schon in den ersten Lebensjahren, im Gegensatze zu ihren fünf anderen gesunden Kindern, nach außen erstaunlich teilnahmlos und nur auf sich eingestellt war. Mit den Altersgenossen spielte sie nicht, sondern verkroch sich still in eine Zimmerecke. Sie lernte das Laufen erst mit drei Jahren, das Sprechen sehr spät, das Schreiben und das Lesen überhaupt nicht. Sieben Jahre dauerte ihr Aufenthalt in der untersten Volksschulklasse. Sie brachte keinen zusammen-hängenden Satz hervor, war später zu wirklicher Arbeit nicht zu gebrauchen, zog sich immer mehr auf ihre Puppenspiele zurück und lächelte dabei oft vor sich hin. Dabei wurde das Gesicht immer breiter und plumper und nahm einen stumpfen Ausdruck an. Die Hände waren stets blau und kalt.

Wir selbst bemerken alsbald die körperliche Unterentwicklung dieses 17jährigen Mädchens, den viereckigen, mächtigen, wie eine schwere Last nach vorn herabsinkenden Schädel mit 57 cm Umfang, das brüchige Haar, den eingedellten Rücken des breiten und sehr kurzen Puppennäschens, die hervorspringenden hängen-den Wangen, die durch Fettablagerung kräftig entwickelten Brüste, den infolge der schlaffen Haltung und des vermehrten Bauchinnendruckes stark vorgewölbten Bauch fast einer altern-den Frau, die zu dem kurzen Rumpfe nicht recht passenden langen Gliedmaßen.

Das geistig abwegige Verhalten der Kranken während dieser ganzen Untersuchung bestätigt die Mitteilungen der Eltern.

Das ist nicht das Benehmen eines heranwachsenden Fräuleins
Wie eine vier- oder fünfjährige beschäftigt sie sich auch hier
lediglich mit ihrem Spielzeuge. Rein triebartig reagiert sie auf
jedes Geräusch, außerstande, die Lage zu erfassen, unbeholfen
und höchst verlegen gegenüber äußeren Vorgängen. Wenn wir sie
etwas fragen, so bringen wir von ihr kaum ein einfaches lallendes
„ja" oder „nein", geschweige denn zusammenhängende Sätze
heraus. Dabei hat sie Anlage sich zu freuen. Aber das Lachen
zieht nicht wie ein belebender Sonnenschein über ihr Gesicht, ver-
zerrt es vielmehr zu blödem Grinsen und geht in den kindlichen
Ausdruck der Sehnsucht, des Begehrens über, wenn wir ihr z. B.
ein Stück Schokolade anbieten. So lebt sie, auf tiefer Entwick-
lungsstufe stehengeblieben, man möchte sagen: rein vegetativ
dahin.

Nach alledem bietet sich uns das eindrucksvolle Bild des
Kretinismus dar, das Gegenstück zum Basedowleiden mit
seiner Steigerung sämtlicher geistigen und körperlichen Lebens-
äußerungen, insbesondere auch des Stoffwechsels. Bei diesem
Mädchen hingegen erfolgen alle Bewegungen langsam, fast schleichend, mit einer gewissen Hemmung, und es ist so, nach Kochers
Vergleich, als wenn sie sich wie ein Tier in einer Art Winterschlaf
befände. Freilich besteht bei manchen Kranken ihrer Art trotz
aller Stumpfheit doch noch Befähigung für einzelne, ganz bestimmte
Dinge, für Fertigkeiten eigener Art, z. B. für ein besonderes Hand-
werk oder gewisse sonstige technische Leistungen. Die Mehrzahl
aber ist, wie dieses Mädchen, auf allen Gebieten des Verstandes
und des Willens zurückgeblieben.

Ungeachtet der großen körperlichen und geistigen Gegen-
sätzlichkeit weisen indessen Kretine und die meisten Basedowkranken ein gemeinsames Zeichen, die vergrößerte Schilddrüse, auf,
deren Rolle innerhalb des Basedowleidens ja neulich eingehend
besprochen wurde. In welcher Weise hängt nun aber auch der
Kretinismus mit der Kropfbildung zusammen? Trotz ihrer mächtigen Entwicklung zeigen solche Kretinenstrumen öfters auf dem
Durchschnitte, daß sie doch nicht vollwertig sind. Vielmehr ist
ihr Kolloidparenchym vielfach ersetzt durch nekrotische Bezirke
und zahllose Cysten. Daneben sind aber immerhin noch reichliche
Schichten histologisch gesunden und offenbar kräftig funktionieren-
den Drüsengewebes vorhanden. Ja, nicht eben selten nimmt dieses
sogar die Hauptmasse solcher Kröpfe ein. Der Kretinismus kann
also durchaus nicht etwa ohne weiteres und durchweg auf einen
Ausfall der Schilddrüsenarbeit zurückgeführt, als eine Hypo-

oder Athyreose infolge von mangelhafter Anlage, Aplasie oder weitgehender parenchymatöser Entartung gedeutet werden.

Auf der Suche nach anderen Entstehungserklärungen erfahren wir, daß in Kropfgegenden, in der Schweiz und auch hier in gewissen Bezirken Bayerns eine solche Verquickung von Kretinismus und Kropfbildung häufiger vorkommt, und wir werden daher für beide Abweichungen nach gemeinsamen Ursachen forschen müssen. Die Kropfentstehung ist nun durchaus nicht so einfach und restlos, wie manche lehren, auf den Einfluß bestimmter Trinkwässer oder auf Jodmangel zurückzuführen, wenn auch das Jod wahrscheinlich mit hineinspielt. Aber wohl sicher ist Kropf ein Zeichen von Degeneration, und so liegt es nahe, diese auch dem Kretinismus zugrunde zu legen, wie das schon BIRCHER und KOCHER getan haben. Hierin werden wir durch die Wahrnehmung bestärkt, daß beide Krankheitsäußerungen gerade in den Bezirken der Kropfländer zusammentreffen, z. B. in gewissen Tälern der Schweiz, die schon lange Zeiträume hindurch abgesperrt vom Verkehre waren und zum Teil noch sind, in deren schwerfälliger und seßhafter Bevölkerung daher Verwandtenehen von jeher fast die Regel bilden. Damit tritt ausgesprochene Inzucht als Hauptursache des endemischen Kretinismus in den Vordergrund.

Auch bei unserer Kranken ist somit der Kropf als solcher nicht schuld an ihrem körperlichen und geistigen Tiefstand. Ohne Rücksicht hierauf werden wir aber doch, um die oben besprochene Einengung der Luftwege zu beseitigen, die Strumektomie vornehmen müssen, freilich nur in dem Umfange, als zur Erreichung dieses Zieles notwendig ist. Das Mädchen braucht dringend ihr arbeitstüchtiges Schilddrüsengewebe. Wir werden ihm nach der Operation sogar noch durch Eingeben von Thyreoidintabletten zu Hilfe kommen. Wer etwa ohne Kenntnis solcher klinischen Zusammenhänge sich unterfangen wollte, die Schilddrüse des Kretinen nahezu oder gar völlig zu entfernen, der würde die schmerzliche Enttäuschung erleben, daß der Operierte jetzt zu seiner körperlichen und geistigen Minderwertigkeit noch einen Krankheitszustand hinzuerwirbt, den wir als Myxödem bezeichnen und zu dessen Verständnis wir uns nunmehr noch einem zweiten Patienten zuwenden wollen.

Dieser 55 jährige, 1,46 m große, verheiratete Landwirt stammt aus einer kropffreien Familie, ist das zweite von acht körperlich und geistig regelrecht entwickelten Geschwistern und hat selbst zwei gesunde Kinder. Er litt lediglich an englischer Krankheit in früher Jugend. Als Schüler galt er für gutmütig, konnte aber, schwer von Begriffen, seine Aufgaben nur langsam und unvollkommen erledigen. Er selbst hatte immer das Gefühl, als wenn ein Schleier über seinen Gedanken liege. Auch späterhin wurde er oft wegen seines unbeholfenen Wesens, der stockenden Sprache, des watschelnden Ganges verspottet. Doch vermochte er seinen Beruf als Holzfäller und Feldarbeiter ausreichend wahrzunehmen. Hämorrhoidalbeschwerden führen ihn schließlich in die Klinik.

Auch er betritt den Saal verlegen und blickt aus großen Kinderaugen erstaunt um sich. Aber anders, wie jenes nur in sich gekehrte Mädchen, nimmt er doch Stellung zu seiner Umgebung. Er weiß, wo er sich jetzt befindet, und beantwortet, wenn auch langsam, unsere Fragen nach seinem Namen, seiner Heimat, den Erwerbs- und Familienbedingungen, denen er immerhin leidlich gerecht wurde.

Weit auffälliger ist indessen seine körperliche Gestaltung: der außerordentlich spärliche, struppige Haarwuchs, die gehobene, plumpe Nase unter der niedrigen Stirn, die gelbliche Gesichtsfarbe, die weit ausladenden fettreichen Brüste, die kurze, plumpe Hand, die trotz ihrer runzligen Oberfläche doch der eines Kindes ähnelt. Merkwürdig derb, trocken, ledern, andererseits aber gummiartig-pastös fühlen sich die abschilfernde Haut der Stirn, des Rumpfes, der Glieder, kalt die Nase, die Ohren, die Hände an.

Vergeblich aber tasten wir am Halse dieses Mannes nach einer Schilddrüse. Wenn sie überhaupt vorhanden ist, kann sie nur ganz klein sein. Damit grenzt sich scharf sein Leiden gegen den endemischen Kretinismus ab, gegen den Zustand jenes 17 jährigen Mädchens, das doch so viele Ähnlichkeiten bietet, bei dem aber entscheidend hervortritt der mächtige Kropf.

Verständnis für solche Unterschiede und Zusammenhänge vermittelt uns zunächst die experimentelle Chirurgie. Schon in den 70er Jahren des vorigen Jahrhunderts hatte man gelegentlich Auftreten von Eintrocknung und Schuppung in der Haut, Ausfallen der Haare, kurzum Ernährungstörungen der Körperoberfläche und — im Wachstumsalter — auch der Knochen in Verbindung mit Abnahme der Verstandeskräfte und des Willens bemerkt und als Grund hierfür Veränderungen der Schilddrüse vermutet. Dann machte der schweizerische Chirurg REVERDIN die klinische Beobachtung, daß sich an allzu gründliche Kropfentfernung ein ähnlicher Zustand anschloß (Myxoedème opératoire). Indessen erst THEODOR KOCHER führte die Forschung folgerichtig durch, indem er seinen damaligen Schüler LANZ veranlaßte, Ziegen und Schafen die gesamte Schilddrüse wegzunehmen. In der Tat traten daraufhin an den Tieren dieselben Krankheitserscheinungen ein, wie bei gänzlich entkropften Menschen. Damit war erwiesen, daß die Myxödemkrankheit auf Schilddrüsenausfall zurückgeht.

Nun kommen gelegentlich in kropffreien Gegenden Kinder ohne jegliche oder doch nur mit einer ganz unbedeutenden Schilddrüsenanlage zur Welt, wie sich bei der Leichenöffnung herausstellt, wenn sie, körperlich und geistig dahinsiechend, wie meist, nach wenigen Lebensjahren zugrunde gehen. Gegenüber diesem **kongenitalen Myxödem**, dieser angeborenen Athyreose entwickeln sich andere Jugendliche, wieder innerhalb kropffreier Umwelt, zunächst ganz befriedigend, bis unvermittelt von selbst oder auch im Verlaufe einer Infektionskrankheit, einer Grippe, eines Scharlach, einer Angina, einer Osteomyelitis das Parenchym ihrer Schilddrüse einschmilzt, sich bindegewebig umwandelt. Es stellen sich dann die Ausfallserscheinungen ein, mit denen wir uns soeben beschäftigt haben. Aus ihnen setzt sich zusammen der Zustand des erworbenen **infantilen Myxödems**, den man unnötigerweise auch noch mit dem verwirrenden Namen des sporadischen Kretinismus belegt hat. Das Wichtige dabei ist jedenfalls der ziemlich plötzliche Abbruch der Schilddrüsentätigkeit. Während hierbei nun auch noch das weitere Wachstum der Knochen gehemmt wird, fällt diese Schädigung fort innerhalb des im übrigen gleichen Krankheitsbildes des Myxödems, das auch jenseits des Kindesalters nach ähnlichen Schädigungen der Schilddrüse durch Infektionsleiden, durch Verletzungen, durch allzu weitgehenden operativen Eingriff (Cachexia strumipriva) erworben wird (**spontanes Myxödem der Erwachsenen**).

Experimentelle und klinische Erfahrungen bestätigen uns also, was der Vergleich unserer beiden Kranken lehrt: **endemischer Kretinismus** einerseits, sporadischer Kretinismus oder — richtiger gesagt — **spontanes Myxödem der Kinder und der Erwachsenen** andererseits sind **grundsätzlich verschiedene Krankheitszustände**. Diese wissenschaftliche Erkenntnis lenkt auf die richtige therapeutische Bahn hin.

Das vererbte Wesen des Kretinen können wir nicht bessern. Müssen wir, wie bei unserem kleinen kretinen Fräulein, einen mechanisch die Atmung behindernden Kropf wegen der Lebensgefahr operativ angreifen, so werden wir uns dabei die schon erwähnten Einschränkungen auferlegen, arbeitstüchtiges Schilddrüsengewebe nach Möglichkeit erhalten, ja weiterhin durch regelmäßige Thyreoidinzufuhr noch unterstützen.

Eine solche Verordnung ist aber erst recht angezeigt bei Kindern oder Erwachsenen, bei denen, wie bei diesem Manne hier, frühzeitiges Versagen der Schilddrüse unter anderen Ausfallserscheinungen als eindrucksvollste den myxödematösen Körperzustand hervorrief. Manche Chirurgen haben ihn zu bessern versucht durch Einpflanzung von Schilddrüsen anderer Menschen oder gar von Tieren. Indessen hielten vermeintliche Erfolge nüchterner Kritik nicht stand. Es ist ja auch ausgeschlossen, daß das Fehlen eines solchen unter Hochdruck arbeitenden Organes, wie es die lebende Schilddrüse in ihrem natürlichen Lager mit der außerordentlich lebhaften Blutdurchströmung und der unendlich reichen und feinen Nervenversorgung darstellt, wettgemacht werden könnte durch ein künstlich eingepflanztes körperfremdes, wenn auch histologisch gleichartiges Gewebsstück, das alsbald bindegewebig umwachsen wird und, wenn überhaupt, so doch nur mühselig ernährenden und nervösen Anschluß an seine Umgebung gewinnt.

Welche Grenzen unserer chirurgischen Tätigkeit hier gezogen sind, werden Sie um so klarer erkennen, je mehr Sie das Wesen dieser beiden merkwürdigen Krankheitszustände und ihrer nicht seltenen Übergangs- und Zwischenformen klinisch erfassen. Sie dazu anzuleiten, war der Zweck der heutigen Vorstellung.

Verbrennung.

Meine Damen und Herren!

Gestern abend ist diese 30 jährige Frau eingeliefert worden mit der Angabe, daß sie soeben eine schwere Verbrennung erlitten habe. Es fällt Ihnen sofort auf, daß ihre Kopfhaare wie mit einem Glüheisen durchzogen, stellenweise wie verkohlt, wie Negerlocken aussehen. Haarsaum, Wimpern und Augenbrauen sind völlig weggesengt. Das spricht ohne weiteres für Flammenschädigung und gegen sogenannte Verbrühung, vielleicht mit kochendem Wasser, siedendem Öl oder heißer Waschlauge, eine objektive Feststellung, die wegen etwaiger späterer amtlicher, z. B. gerichtlicher Nachfragen wichtig ist.

Flüssigkeiten nämlich, die sich mit gleichmäßiger Hitze allseitig über den Körper verteilen, setzen nicht so verschiedene Grade, wie wir sie hier sehen, starke Verheerungen da, wo die Flamme geradenwegs die Haut berührte, leichtere Veränderungen an Orten ausschließlicher Fernwirkung.

In der Tat verunglückte die Frau durch Explosion einer Petroleumlampe. Mit den alsbald feuerfangenden Kleidern versehrte das brennende Öl unmittelbar die Körperoberfläche. Wenn bei Explosion eines Gases auch noch dessen Metallbehälter zerrissen wird, z. B. bei unvorsichtiger Lötung eines Benzintankes, so werden auch noch unzählige kleinste und auch größere Metallstücke mit starker Schleuderkraft in die Haut eingepreßt. Zur reinen Zerstörung durch die Hitze treten dann viele mechanische oberflächliche Quetschungen in Form feinster Stippchen, Abschürfungen, Blutaustritte.

Schließlich gibt es Anlehnung an überheiße Körper, z. B. an einen glühenden Ofen, oder Berührung mit schmelzendem Metall, dessen Wärme freilich weit über der des kochenden Wassers liegt und damit sofort zur leicht kenntlichen primären Verkohlung des Gewebes führt.

Haben wir die Ursache des Unglückes ermittelt, so ist es unsere weitere Aufgabe, an den einzelnen Körperbezirken die schon erwähnten verschiedenen Grade der Verbrennung, ihre Gesamtausdehnung und endlich den Allgemeinzustand festzustellen.

Bei unserer Kranken fallen allerlei Abstufungen auf: um die geröteten Augen herum, im Gesichte, am Rumpfe, an den Armen, am linken Oberschenkel hellrote, zackig begrenzte Hautbezirke, als Zeichen eines nur oberflächlichen Reizes, reiner Gefäßerweiterung, lebhafter Durchblutung, und zwar aktiver, also keiner Stauungshyperämie (1. Grad). Infolge stärkerer Einwirkung hie und da ist es darüber hinaus zu vermehrter, seröser Durchtränkung der Körperbedeckung gekommen. Das verraten die geschwollenen Hände, die gedunsenen Augengegenden. Es zeigen sich besonders deutlich unterhalb der verschmälerten Lidspalten, auf den Wangen und der Brust zahlreiche prallgespannte Blasen (2. Grad) mit glatter Oberfläche und serösem, leicht getrübt durchschimmernden Inhalte, inmitten eines blauroten Saumes, dem Merkmale venöser Stauung. Offenbar ist in die untersten Lagen des Epithels oder auch noch tiefer, zwischen die Epidermis und die Cutis, Flüssigkeit abgesondert worden, die die Deckschicht in die Höhe gehoben und damit der Ernährung beraubt hat. Da, wo Ausschwitzungen und Spannung zunehmend stärker wurden, hat diese oder zufälliger Druck von außen die obere Hülle platzen und das Gewebswasser abfließen lassen. Nun liegt in sammetartiger dunkler Röte, kenntlich an seinen Wärzchen, der empfindliche Papillarkörper frei. Streckenweise ist die Oberhaut sogar weithin in Fetzen und Lappen abgeblättert. Wenn Sie nun noch schärfer zusehen, so entdecken Sie innerhalb der geschilderten rötlichen, bläulichen, bräunlichen Gebiete oder der Blasenbezirke weißlich gelbe, fast gesund aussehende, aber doch auffallend trockene, lederartig harte, unregelmäßig begrenzte Flecke. Sie werden oft mißdeutet und als stehengebliebene Epidermisinseln, also als harmlose Stellen geringster Schädigung bewertet. Es ist vielfach nicht bekannt, daß dieser 3. Grad frischer Verbrennung nicht schwarz, sondern weiß aussieht. Hier haben nämlich die Flammen so nachhaltig eingewirkt, daß Hyperämie und Exsudation gar nicht erst zustande gekommen sind, sondern das Eiweiß sofort geronnen, das Gewebe von vornherein abgetötet worden ist. Wir müssen damit rechnen, daß solche Kochzellnekrosen bis in die tieferen Schichten der Oberhaut, ja über den Papillarkörper hinaus bis in das Unterhautzellgewebe und die Muskulatur reichen. Ein viertes und äußerstes Stadium ist schließlich die primäre Verkohlung der Oberfläche, ihre unmittelbare Umwandlung in eine schwärzliche tote Masse (Mumifikation).

Die genaue klinische Unterscheidung der verschiedenen Grade der Verbrennung ist nicht etwa nur lehrbuchmäßig, theoretisch wichtig. Vielmehr leitet der erfahrene Arzt daraus unmittelbar die Prognose der äußeren Zerstörungen und auch die Behandlung ab. Er vermeidet, besonders gegenüber den leicht irreführenden trockenen, weißen, gegerbten Stellen des 3. Grades der Verbrennung, den Angehörigen des Verletzten zu günstige Aussichten für den Verlauf zu eröffnen. Zwar werden die einfach aktiv-hyperämischen Bezirke nach kurzer Zeit bis zum normalen Aussehen abblassen. Auch da, wo Exsudation nur in die äußersten Epithellagen, zwischen Horn- und Schleimschicht erfolgt ist, werden diese sich wieder anlegen oder doch nach dem Platzen der Blasen und nach Abstoßung der obersten Haut durch Regeneration von den Rändern her, sowie aus Epithelresten der Schweiß- und Talgdrüsen heraus sich wieder vollständig ersetzen. Die vermehrte Durchblutung hinterläßt dann noch für einige Monate eine äußerliche Rosafärbung. Etwa nach einem Jahre aber sind auch diese Flecken wieder fast ganz verschwunden. Es bleiben keine Narben, keine Erhabenheiten oder Vertiefungen zurück. Wo dagegen durch Ausschwitzung in die unteren Schichten die Epidermis in voller Dicke losgelöst wird und dann abstirbt, sowie vor allem dort, wo infolge des 3. Grades der Verbrennung das Gewebe unmittelbar nekrotisiert und bis in die Lederhaut, das Corium, hinein durch Demarkation vom Körper beseitigt worden ist, entstehen tiefere Lücken. Sie müssen durch Reparation, durch Granulationsbildung von innen her aufgefüllt und können erst durch sekundäre Überhäutung und Vernarbung geschlossen werden. Darüber gehen Monate und Jahre ins Land. Sind die Wundflächen sehr ausgedehnt, so müht sich selbst die so erstaunliche Wiederherstellungskraft des menschlichen Körpers vergeblich ab. Kommt endlich eine Bedeckung zustande, so reißt die dünne und elastische Haut immer erneut ein. Solche schmerzhaften Schrunden und schlaffen, dauernd eiternden Geschwüre sind nicht nur lästig; sie können sogar örtlich zu krebsiger Wucherung, allgemein zu amyloider Entartung der Gewebe Anstoß geben. Die aus den breiten Granulationsflächen schließlich hervorgehenden umfangreichen und tiefen Narben wirken, zumal wenn sie sich zu Keloiden ausgestalten, sehr häßlich und haben ausgesprochene Neigung zu

fortschreitender fibröser Schrumpfung, so daß z. B. die Lider um-
gekrempelt (Ektropium), die Lippen verzogen, der Kopf, die
Körpergelenke in Zwangsstellungen, meist unter Beugung und
Adduktion, genötigt (Narbenkontrakturen), Glieder miteinander
verlötet werden (Flügelfell-, Schwimmhautbildungen). Die körperliche Leistungsfähigkeit des Kranken leidet; er wird wirtschaft-
lich und durch die Entstellung auch gesellschaftlich geschädigt.
Deshalb muß man ihn und seine Angehörigen auf solche möglichen
Folgen aufmerksam machen. Man soll aber auch rechtzeitig der
Überhäutung zu Hilfe kommen, sowie übermäßige Granulations-
und damit Narbenbildung verhüten, durch künstliche Epidermi-
sierung mit REVERDIN-BRAUNscher Epithelbreiaussaat, freier Über-
pflanzung nach THIERSCH oder Stiellappendeckung, sowie durch
Abduktions- und Streckverbände. War das versäumt oder er-
folglos, so werden noch nachträglich Ausschneidungen der Rest-
geschwüre und der störenden Narben, deckende und verbessernde
Plastiken erforderlich.

Abgesehen von solchen mehr mechanischen Brandschäden der
Körperbedeckungen entstehen aber von ihnen aus noch viel
wesentlichere Gefahren, namentlich wenn sich die Verbrennung
weithin erstreckt und sehr tief gegangen ist. Dann erfolgt der
Tod durch primäre Verkohlung der Oberflächengebilde sofort oder,
z. B. wenn Kinder in Behältnisse mit kochendem Wasser oder
Fabrikarbeiter in Bottiche mit siedenden Massen gestürzt sind,
in den ersten Stunden durch Chok, akute Überhitzung, Blut-
eindickung und Blutdrucksenkung. Dabei wird das ganze Strom-
gebiet der Haut unmittelbar zerstört oder durch vasokonstrik-
torischen Reflex ausgeschaltet, das Herz plötzlich überdehnt und
überlastet, mithin tödlich erschöpft.
Ist diese Frühgefahr schwerster Zerstörung der Körperoberfläche überwunden worden, so bleiben gleichwohl die Aussichten
für die nächste Zeit immer noch sehr getrübt, nach allgemeiner
Annahme dann, wenn mehr als ein Drittel der Haut zu Verlust ging.
Somit wird mehr noch als die Tiefe die große Ausdehnung einer
Verbrennung verhängnisvoll. Man beschuldigte die erhebliche
Unterdrückung der für den Körperhaushalt wichtigen Epidermis-
tätigkeit (Perspiratio insensibilis: Aufnahme von Sauerstoff, vor
allem Entlastung der Niere durch Abgabe von Kohlensäure und
Wasserdampf), die überreichliche Exsudation, den riesigen Säfteverlust und die Plasmaverarmung des kreisenden Blutes. Andere
nahmen an, daß von den vielen thrombosierten Hautkapillaren aus
zahllose Embolien, zumal in das Gehirn und die Nieren erfolgen.

Es hat sich indessen herausgestellt, daß die schwere Veränderung der Haut und ihrer Unterlagen den übrigen Körper noch in ganz anderer Weise in Mitleidenschaft zieht. Darauf wird uns die weitere klinische Betrachtung auch unserer Kranken hinführen.

Sie war bei ihrer Einlieferung zwar von Schmerzen geplagt, die vorzugsweise von den im Papillarkörper frei liegenden Nervenendigungen ausgehen, befand sich aber doch, wie es häufig selbst trotz schwerer Verbrennung der Fall ist, bei voller Besinnung und schien in den ersten Stunden nach ihrem Unfalle nicht übermäßig mitgenommen zu sein. Heute morgen indessen bemerken Sie an ihr bereits einen eigenen Gesichtsausdruck, eine teilnahmlose Schläfrigkeit (Somnolenz), die wahrscheinlich bald in zunehmende Bewußtseinstrübung, ausgesprochene Benommenheit und vollen Sopor übergehen wird. Ruhig im Bette liegend, sollte sie die gewöhnliche Atmungszahl und nicht eine solche von 25—30 in der Minute aufweisen, wenn auch bisher ausgesprochene Dyspnoe und der CHEYNE-STOKESsche Typus, der Wechsel zwischen anfallsweiser Atmungshemmung und -vertiefung, fehlen. Es werden also wohl an den Gasaustausch in der Lunge schon besondere Ansprüche gestellt. Die leichte Cyanose, der auf 150 erhöhte, wenig gespannte, etwas unregelmäßige und ungleichmäßige Puls verraten beginnende Herzschwäche, bedrohliche Blutdrucksenkung. Wir stellen fest, daß die Körperwärme ansteigt. Sie kann freilich auch bald kollapsartig unter die gewöhnliche Kurve heruntergehen. Das ist von besonders schlechter Vorbedeutung, wenn sie sich zugleich dabei mit dem hinaufschnellenden Pulse kreuzt. Dabei werden die Nase spitz und kalt, Gesicht und Glieder blaßbläulich, marmoriert, kühl. Der Harn unserer Kranken enthält bereits Eiweiß, weiße und rote Blutkörperchen sowie Blutfarbstoff (Albuminurie, Hämaturie, Hämoglobinurie). Seine Absonderung gerät dann ins Stocken, und nach und nach werden Zeichen von Coma hervortreten, wozu sich manchmal lebhafte Unruhe- und Erregungszustände, Krämpfe durch Reiz- oder Urämiewirkung, Delirien, Tobsuchtsanfälle gesellen. Das Bild erinnert an die Nierenentzündung der mit Sublimat Vergifteten; nur bleiben diese fieberfrei. Wir müssen auch auf Harn- und Stuhlinkontinenz und auf blutige, stinkende Durchfälle gefaßt sein. Schließlich führen Herz- und Atemlähmung zum Tode.

Somit sehen wir, wenn nicht bloß eine Verbrennung 1. und höchstens stellenweise 2. Grades vorliegt, unter unseren Augen, wie hier, einen Zustand sich herausbilden, der an einen

Infektionsvorgang erinnert, ohne daß er aber mit einem solchen
zunächst etwas zu tun hat. Er steht vielmehr damit in Verbindung, daß die verbrannten, gekochten Gewebe autolytisch zerfallen und sich chemisch verändern. Die nunmehr körperfremden
Eiweißzersetzungstoffe werden in Stunden oder Tagen aufgesaugt
und wirken im Blutumlauf und im Stoffwechsel nach und nach
und immer stärker giftig (Autointoxikation). Diese Zusammenhänge hat besonders HEYDE aufgeklärt, u. a. durch Heranziehung
des SAUERBRUCHschen Parabioseversuches. Wenn von zwei
parabiotisch vereinigten Ratten die eine durch Verbrennung geschädigt worden war, so wurde anschließend der nicht verbrannte
Partner erst unruhig, dann matt, und er erlag den in ihn über-
tretenden fremden Eiweißgiften sogar zuerst. Nach KUTSCHER
und HEYDE handelt es sich hierbei um das Methylguanidin, eine
Pyridinbase. Nun folgt ja auch schon auf mildere Grade der
neuzeitigen Proteinkörperbehandlung schwächere oder stärkere
Reaktion des Körpers. Wie viel mehr muß eine solche her-
vorgehen aus der dauernden massenhaften Zufuhr körperfremd
gewordenen Gewebes! Es setzt — als Abwehrmaßnahme — ungeheure Vermehrung der Gewebstätigkeit, der Eiweißumsetzung
ein. Die gesteigerten Stoffwechselvorgänge — nicht etwa, wie
manche glauben, vielfache kleinste Infektionsherde — verursachen
nun ihrerseits erhöhte Wärmebildung, während gleichzeitig die zentrale thermische Regelung versagt und die verbrannte Haut für die
gewöhnliche physiologische Ableitung nicht mehr brauchbar ist.

Damit werden Ihnen die Züge des trüben klinischen Bildes
verständlich, in das Sie soeben Einblick gewonnen haben: Auf-
lösung der Erythrocyten im Kreislaufe (Hämolyse) und Lack-
färbung, Fibrinausfall, Zusammenballung der geschädigten Blut-
zellen, Verschleppung und sekundäre Thrombosierung in Hirn,
verlängertem Marke, Lungen, Nieren, damit Beeinträchtigung der
Zentren für Atmung und Wärmeregelung, Fieber und Schüttel-
fröste, schwere Cyanose, Atemnot und asphyktische Anfälle, ferner
toxische Störung der Nieren durch die auszuscheidenden Gewebs-
gifte, nach und nach hervortretende und zunehmende Unbesinn-
lichkeit, schließlich tödliches Coma. Auch Duodenalgeschwüre
sind beobachtet worden.

Bleibt bei geringerer äußerer Schädigung die Eiweißvergiftung
gering und wird sie überwunden, so können doch noch örtliche und
allgemeine Nachteile anderer Art hervorkommen: Verschmutzung
der Wunden, Phlegmonen, Abscesse, bei älteren Leuten Throm-
bosen, die wegen der Verlangsamung und der Aufhebung des

venösen Abflusses zum Fortschreiten neigen und die Gefahren der Lungenembolie und schwerer Lungenentzündung heraufbeschwören, auch Aspirationspneumonien. Eigentliches Wunderysipel ist bei Verbrennungen 1. und 2. Grades sowie in der Frühzeit selten, kann sich aber später einstellen, wenn der Kranke während langwieriger Demarkationsvorgänge unter dem Einflusse erschöpfender Eiterung und ununterbrochenen Säfteverlustes, fortgesetzter Aufsaugung der Fremdstoffe, hinzutretender Nierenentzündung abmagert und dahinsiecht, dabei äußerlich und innerlich mangelhaft gepflegt wird. Gelegentlich bricht Spättetanus aus.

Wir haben also nicht bloß von dem oben besprochenen Standpunkte der mechanischen Folgen der Hautschädigung aus, sondern noch vielmehr wegen allgemeinerer Besorgnisse allen Anlaß, jeden auch nur einigermaßen umfangreicheren Verbrennungszustand prognostisch und therapeutisch ernst zu nehmen.

Zunächst dämpfen wir die oft unerträglichen Schmerzen des Verletzten und seine motorische und seelische Unruhe, indem wir ihm Morphium in ausreichenden Mengen wiederholt unter die Haut spritzen, sowie indem wir Salbe in recht dicker Schicht auf die verbrannte Körperdecke auflegen. Damit wird der freiliegende schmerzende Papillarkörper von der Luft abgeschlossen, die Spannung gemildert, die äußere Verschmutzung der breiten Wundflächen verhindert, das Ankleben der Mullschichten verhütet, zur Nachschau schmerzloser Verbandwechsel ohne Granulationsblutung ermöglicht. Und zwar ist eine reizlose Salbe, Ugt. boric., sogar den vielfach empfohlenen Bismutbinden (v. BARDELEBEN) vorzuziehen, von denen, ebenso wie von Jodoformmullverbänden, durch breite Resorption chemische Vergiftungen ausgehen können. Wir lassen auch die Brandblasen unberührt, deren Hauthülle und Inhalt die Unterlage schützt, und lehnen schon gar das primäre Bearbeiten der Brandbezirke mit Wurzelbürste und mit Alkohol in Narkose ab, wodurch man Keimfreiheit erreichen und die zerfallenden, vergiftenden Gewebsmassen von vornherein unschädlich machen wollte. Ausgiebig Verbrannten vermittelt das lauwarme Dauerbad ununterbrochene Ableitung der Absonderungen und Schonung der breiten Wundflächen. In südlicheren Ländern setzt man die Verletzten unbedeckt den warmen Sonnenstrahlen aus; die eintrocknenden Säfte und Krusten dienen dann als Schutzverband.

Innerhalb der innerlichen Behandlung wird zum Ausgleiche des erheblichen Stoff- und Kräfteverlustes auf sehr reichliche

Eiweiß- und sonstige Nahrungsaufnahme geachtet. Das gilt in erster Reihe für Kinder. Was sich die Verletzten nur irgend an besonderer Ernährung wünschen, werden wir ihnen gerne gewähren. Nur soll sie so ausgewählt sein, daß die gefährdete Niere nicht noch mehr geschädigt wird. Aus demselben Grunde dürfen wir dem quälenden Durste nicht durch übergroße Flüssigkeitszufuhr nachgeben, die die Harnausscheidung zu lebhaft anregen würde. Nur dann, wenn der Körper durch massige Wundabsonderung gewaltig austrocknet, helfen wir ihm mit Kochsalzinfusionen wieder auf. Nachlassende Herzkraft ist durch Reizmittel rechtzeitig zu stützen. Man versucht schließlich, die verderblichen Eiweißsäuren durch Verabfolgung von Natrium bicarbonicum (3 v. H.) abzusättigen und nimmt größere Aderlässe vor. Damit treffen wir das, was, wie Sie sahen, den Kern jedes Verbrennungszustandes bildet, die parenterale Selbstvergiftung durch die aufgesaugten Gewebszerfallstoffe, durch das körperfremd gewordene Eiweiß.

Eigenes Schrifttum der Sauerbruchschen Schule:

Sauerbruch, F., u. Heyde, M., Münch. med. Wochenschr. 1908, S. 153 u. Ztschr. f. exp. Path. u. Ther. 1909, Bd. 6 S. 33.

Heyde, Zentralbl. f. Physiol. 1911, Nr. 12 u. Ergebn. d. Physiol. 1912, S. 563.

Heyde u. Vogt, Ztschr. f. d. ges. exp. Med. 1913, Bd. 1 S. 59.

Schmidt, Georg, D. Z. f. Chir. 1922, Bd. 171 S. 141.

4. V o r l e s u n g.

Brustdrüsenkrebs.

Meine Damen und Herren!

Diese 57jährige Hausmeisterin berichtet uns, daß sie ihre drei Kinder selbst gestillt habe. Dabei sei zeitweise die linke Brustwarzengegend wund geworden, zumal als der letzte Säugling öfters mit seinem Kopfe dagegen drückte. Im übrigen ist sie angeblich immer gesund gewesen. Sie befindet sich seit 4 Jahren in der Menopause.

Indessen vor ungefähr 9 Monaten fühlte sie zufällig, als sie sich wusch, in ihrer linken Brust etwas nach außen von der Warze einen haselnußgroßen Knoten. Er wuchs sehr bald. Seine Hautdecke rötete sich etwas, näßte ein wenig und blutete manchmal an einer kleinen Stelle. Dann wiederum trocknete sie ein und blaßte ab. Infolge völliger Schmerzlosigkeit und eines gewissen Schamgefühles konnte sich die Frau aber nicht dazu entschließen, einen Arzt aufzusuchen. Erst jetzt, als sie bemerkt, daß sie abmagert, daß in der linken Achselhöhle ebenfalls eine rundliche Anschwellung hervorkommt, und daß die Beweglichkeit des Armes zurückgeht, bittet sie um Rat und Hilfe.

Die kurze Vorgeschichte eines schleichend entstandenen und schnell zunehmenden, keine Beschwerden verursachenden Knollens in der Brustdrüsengegend einer älteren Frau läßt sofort den Verdacht auf Krebserkrankung wach werden. Erst wenn manches dazu nicht stimmt, wird man die vorgefaßte Meinung überprüfen. Jedenfalls ist der Brustdrüsenkrebs das Organcarcinom, das die Frauen nächst dem Gebärmutterkrebs am häufigsten befällt, und die Geschwulst, die unter den Neubildungen des weiblichen Brustdrüsengebietes den allerersten Platz innehat.

Mit unserer klinischen Schnelldiagnose haben wir aber keineswegs ein einheitliches pathologisch-anatomisches Bild gewonnen.

Vielmehr tritt das Mammacarcinom histologisch in den verschiedensten Formen auf.

Betrachten wir zunächst seine Zusammensetzung aus Parenchym und Stroma. Wenn das letztere überwiegt, so haben wir den harten, auf dem Durchschnitte sehnig glänzenden Scirrhus vor uns, der hie und da mit derben Fortsätzen zwischen die umgebenden Fettknäuel ausstrahlt, aber nicht wesentlich in die Tiefe geht. Dem steht gegenüber der weiche Markschwamm, das Medullarcarcinom. In sein spärliches Bindegewebsgerüst sind Haufen von Epithelien mit besonders großen, bläschenartigen Kernen hineingepreßt. Auf dem Reichtum an diesen Zellen beruhen seine ungewöhnliche Bösartigkeit, sein regelloses, frühzeitig alle anatomischen Schranken durchbrechendes Wachstum sowohl nach der Haut zu und durch sie hindurch, als auch in das benachbarte Bindegewebe, in Fascie, Brustwandmuskeln, Brustfell und Lunge hinein, sowie seine schnelle Ausbreitung auf dem Lymphwege. Selten ist der sogenannte Gallertkrebs.

Ferner entwickeln sich je nach dem Ausgangspunkte und der örtlichen Ausbildung der Epithelwucherung, aber wohl aus ganz verschiedenen biologischen Ursachen heraus entweder Plattenepithelkrebse von der Art der Gesichtscancroide, oder tubuläre oder Adenocarcinome, die an Stelle massiger Epithelkugeln bald kleine, bald größere Drüsenknäuel und -schläuche mit mehrschichtigen unregelmäßigen Zellagen aufweisen.

Schließlich sei einer eigenartigen Wucherung gedacht, die, aus einem Krebsknoten der Drüse aufsteigend, um die Brustwarze herum ringförmig die Lymphgefäße und Saftspalten des Unterhautzellgewebes und der Oberhaut anfüllt. Man faßte sie früher auf als mehr harmlose, höchstens „präkanzeröse" primäre chronische Hautentzündung von besonderer histologischer Eigenart (Pagetsche Krankheit). In der Tat, diese „Carcinose" ähnelt dem Lupus und geht mit Kachexie kaum oder wenigstens erst in dem späteren Krankheitsabschnitte der Geschwürsbildung und der Eiweißzerfallsvergiftung einher. Anders sieht die Krebsaussaat in der Haut während des späteren Verlaufes des Brustdrüsenkrebses aus. Allenthalben schießen rote Knötchen empor, die z. T. durchbrechen. Diese krebsige Durchwachsung neigt ganz besonders zur Schrumpfung und verwandelt histologisch die Brustkorbdecke in eine brettharte Platte, in einen starren Panzer („Panzerkrebs"), der die Atmung aufs äußerste behindert, wenn dann darunter auch noch die Muskeln befallen werden. Sie ergreift schließlich auch die Zwischenrippennerven und ruft durch Verlegung der großen Achselvenen gewaltiges

Stauungsödem im ganzen Arme hervor, der walzenförmig anschwillt.

Auf Grund solcher pathologisch-anatomischer Einblicke setzen wir nunmehr die klinische Betrachtung fort, um unsere
diagnostische Vermutung zu festigen und innerhalb der allgemeinen Krebsdiagnose auch schon ein Urteil darüber zu gewinnen,
welche histologische Abart im Sonderfalle vorliegt.

Bei unserer Kranken deutet die seit mehreren Monaten zunehmende Verhärtung der linken Brust auf einen längeren wuchernden Gewebsvorgang, auf eine Geschwulstbildung hin. Gleichwohl
sehen wir keine Vergrößerung gegenüber der gesunden Seite. Im
Gegenteil: im weiteren Umkreise hat sich die blasse Haut, durch
die deutlich einzelne Venen durchschimmern, in feinste Falten ge-
legt; sie vertiefen sich zu Rinnen und fließen strahlenartig nach
der kraterförmig eingezogenen Mitte hin zusammen. Hier springt
die Brustwarze nicht, wie gewöhnlich, vor; vielmehr ist sie im
Innern des Warzenhofes verschwunden und wird erst sichtbar,
sobald wir den Kanal auseinanderziehen. Auch hat sie ihre normale Gestalt eingebüßt, ist zusammengesunken und runzelig geworden. Wenn Sie jetzt einen Stab wagerecht unter der gesunden
Brustwarze anlegen, so entdecken Sie, daß die erkrankte um 2—3 cm
nach oben und außen verlagert ist. Verkleinerung der Mamma,
trichterförmige Einsenkung sowie vor allem Hochstand des Warzenhofes sind schon auf den ersten Blick bezeichnend dafür, daß
Haut, Drüse und umgebende Weichteile unter der starken Zugkraft
eines schrumpfenden Bindegewebes stehen, wie es am Aufbaue
gerade des Carcinoms, und zumal eines Scirrhus, eigenartig beteiligt ist. Nun bemerken wir aber auch noch am äußeren Rande
des Warzenhofes, da, wo die Frau während des Stillgeschäftes
öfters einen wunden Fleck hatte, eine kleine rundliche dunkle
Borke. Wir heben sie ab und haben vor uns eine Granulationsfläche,
die anfängt leicht zu bluten, das Überbleibsel einer vorübergehen-
den Geschwürsbildung. Dieses merkwürdige Nebeneinander von
Bindegewebswucherung und Geschwulstzerfall vertieft unseren
ersten diagnostischen Eindruck und gestattet, sonstige mit
bindegewebiger Verhärtung verquickte Vorgänge, einfache oder
spezifische chronische Entzündungen (Tuberkulose, Lues, Aktino-
mykose) zunächst in den Hintergrund zu stellen. Wir werden in
unserem Urteile bestärkt durch das Ergebnis der nun folgenden
palpatorischen Untersuchung.

An der, wie so häufig, das obere seitliche Viertel einnehmen-
den, etwa mandarinengroßen Neubildung fühlen Sie sofort die

durchweg sehr derbe, ja knorpelharte Konsistenz, die unregelmäßige höckerige Oberfläche, die knollige Form. Der völlig druckunempfindliche Tumor ist gegen seine Umgebung nicht abgrenzbar, vielmehr mit der darüberliegenden Haut und dem anstoßenden Warzenhofe verbacken. Wenn er ferner in der Tiefe wie angenagelt festsitzen würde, so wäre das ein weiterer, auch prognostisch und therapeutisch bedeutsamer Fingerzeig auf das bösartige Wesen, das infiltrierende Wachstum. Sie stellen indessen fest, daß die Neubildung noch verschiebbar ist, wenigstens bei der gewöhnlichen Haltung des Oberkörpers. Den günstigen Eindruck, den Sie hieraus ableiten, müssen Sie aber zunächst darauf beschränken, daß wenigstens der knöcherne Anteil der Unterlage, der Brustkorb selbst bislang nicht befallen ist. Es ist nämlich bei herabhängendem Arme, namentlich bei dicken und fetten Leuten, immer noch möglich, daß Sie den Tumor zusammen mit der erschlafften Fascie und Muskulatur hin und her bewegen, obwohl er schon in diese eingedrungen ist. Mithin wird es nötig, daß Sie den linken Arm der Frau stark nach oben und außen anheben. Und in der Tat, jetzt, bei angespannter Fascie und Muskulatur ist der Krebs darüber unverrückbar, also doch mit den tiefen Weichteilen bereits verwachsen und demnach schon hinderlich für die aktive Schulterbeweglichkeit, was unsere Kranke ja auch selbst empfunden hat.

Nun haben wir uns weiterhin an die vorhin erwähnte pathologisch-anatomische Erfahrung zu erinnern, daß der Brustkrebs nicht bloß die Nachbarschaft einbezieht, sondern sich auch frühzeitig in den abführenden Saftbahnen und ihren Knotenpunkten ausbreitet.

Mehrere Lymphdrüsengruppen kommen in Betracht: zunächst in der unmittelbaren Nähe der Geschwulst die Glandulae pectorales superficiales und die zwischen dem großen und dem kleinen Brustmuskel liegenden Drüsen, weiterhin die Glandulae profundae, die bereits mit dem Zwischenrippenraum in enger Verbindung stehen. Von hier führen, was zumal bei krebsiger Durchsetzung der oberen Zwischenrippenräume beachtenswert ist, Straßen in die Tiefe des Brustraumes zu den retrosternalen Drüsen zwischen Fascia endothoracica und Pleura sowie zu einer Mittelfellgruppe. Eine andere unterhalb des Schlüsselbeines gelegene wird seltener befallen. Der Hauptabfluß aber geht hinter dem großen Brustmuskel nach der Achselhöhle hin, von wo dann rückläufig leicht auch die Lymphdrüsen der Oberschlüsselbeingrube ergriffen werden.

So tasten wir auch an unserer Kranken, am besten bei schlaff herabhängendem Arm, in der unteren Brustmuskelfurche einen

Rosenkranz harter rundlicher Knötchen und an seinem Ende in der Achselhöhle, die eigene Wahrnehmung unserer Kranken bestätigend, einen gleichartigen pflaumengroßen Knollen, schließlich dicht oberhalb des Schlüsselbeines einige weitere derbe, Haselnüssen ähnelnde Verdickungen, was unsere späteren ärztlichen Erwägungen erheblich beeinflussen wird.

Wir runden den Befund ab durch die Feststellung, daß die noch rüstige, nicht übermäßig fette Frau bei leidlich gutem Allgemeinbefinden nicht fiebert, nicht cyanotisch aussieht, keinen etwa auf Myokarditis hindeutenden ungleichmäßigen und unregelmäßigen Puls hat, keine Brustbeklemmung, keinen Lufthunger empfindet und nicht beschleunigt atmet. Sie können durch solche unmittelbare Beobachtung und auch noch durch Beklopfen und Behorchen sowie durch Röntgenuntersuchung ausschließen, daß etwa die Wucherung nach Durchsetzung der knöchernen Brustwand unmittelbar in die Brusthöhle vorgedrungen ist (Pleuritis carcinomatosa) oder Lungenmetastasen erzeugt hat, die öfters schon verkannt worden sind und sogar zum Luftröhrenschnitt Anlaß gegeben haben.

Glücklicherweise hat die Frau auch nicht über Stiche im Rücken, Schmerzen in der Lendengegend, unwillkürlichen Harnabgang, Stuhlverhaltung, Schwäche in den Beinen zu klagen. Solche Beschwerden würden uns verraten, daß der Brustdrüsenkrebs, wie er es — hierin dem Prostatacarcinom ähnelnd und sich von anderen, selbst großen Krebsen, z. B. des Magens, unterscheidend — gerne tut, im Knochengerüste, und zwar an den Wirbeln Tochterherde gesetzt hat, unter deren Einschmelzung es dann zur Druckschädigung auch des Rückenmarkes gekommen sein könnte.

In der Tat stehen wir, wie schon der erste Anblick ergab, einem Carcinom der weiblichen Brustdrüse gegenüber. Wir fanden deutliche klinische Anzeichen, die für Scirrhus sprechen, für jene Krankheitsform, die in ihrem Verlaufe weniger zu schnellem und schrankenlosem Wuchern in die Breite und in die Tiefe, zum Zerfalle und zur Aussaat neigt und damit auch in geringerem Grade den Gesamtzustand durch Aufsaugung von Eiweißzersetzungstoffen — wie bei der Verbrennung — beeinträchtigt.

Differentialdiagnostisch treten dem gegenüber gutartige, nicht metastasierende Neubildungen oder umschriebene chronisch entzündliche Vorgänge, die wir vorhin schon erwähnten, zurück. Vielleicht läuft gelegentlich einmal ein tuberkulöser Absceß mit unter, der sich derb bindegewebig abgekapselt hat und ebenfalls mit Drüsenschwellungen vorgesellschaftet ist. Oder es liegt statt eines eigentlichen Carcinoms ein Sarkom vor. Ein solches schließt sich mit Vorliebe an Traumen oder Entzündungen an, hebt sich durch seine allseitig höckerige Gestalt ab und bleibt längere Zeit hindurch besser abgrenzbar und verschieblich. Nicht selten schmilzt es in einzelnen Teilen ein. So entsteht das Bild des Cystosarkoms, das gerne histologisch mit ihm übereinstimmende Aussaaten macht und dabei das Knochengerüst bevorzugt. Es hat sogar eine eigene medizinische Geschichte. Von JOHANNES MÜLLER so benannt, wurde es durch BILLROTH in seinem merkwürdigen wuchernden, blattförmigen Aufbau und seinem klinischen Verlaufe genauer durchforscht (Cystosarcoma phyllodes). Indessen gelangten später v. BERGMANN und SCHIMMELBUSCH zu der hiervon abweichenden Ansicht, daß diese Gewächsform in ihren Gewebsbildern, den vielfältigen Bindegewebsverästelungen mit mannigfaltigen mehrschichtigen Epithelauskleidungen und Einbuchtungen einem Sarkom nur ähnlich sähe, aber nicht gleichzusetzen sei (Fibroadenoma, Cystadenoma papilliferum, intracanaliculare) und demnach auch einen milderen örtlichen Verlauf nähme, nicht in die Brustwand hineinwuchere, überhaupt nicht oder nur sehr spät metastasiere und erst bei geschwürigem Zerfalle gefährlich werde.

Wie dem auch sei, der gewissenhafte Arzt wird sich angesichts des Befundes, den unsere Kranke bietet, des Ernstes der Lage bewußt sein. Er wird sorgfältig die Krankheitsvorgeschichte, den Herdbefund und den Allgemeinzustand gegeneinander prognostisch abwägen, eingedenk der Erfahrung, daß der Krebs der weiblichen Brustdrüse nächst dem der Zunge und der Lippen der bösartigste ist.

Freilich liefern uns weder der pathologisch-anatomische Gewebszustand noch das äußere klinische Bild, wie bei sonstigen Carcinomen, so auch bei denen der Mamma sicheren Aufschluß über das innere Wesen des jeweils vorliegenden Krebses, die ihm eigene besondere Wucherungsfähigkeit.

So kann ein zunächst wegen seiner Kleinheit verhältnismäßig harmloser Brustkrebs auffallend frühzeitig und ausgiebig Ausstreuung in ferne Organe verursachen. Andererseits tritt in einem anscheinend schon länger stillstehenden harten Knoten manchmal überraschend plötzlich der Umschwung zu überstürztem Fortschreiten ein. Nicht als ob dabei etwa von Haus aus eine gutartige Geschwulst sich in eine bösartige verwandelte. Das kommt kaum vor. Schon eher mögen hin und wieder benigne und maligne Neubildung nebeneinander herlaufen.

Etwas mehr Anhaltspunkte für Vorhersage und Anzeigenstellung gibt das Lebensalter. Besonders bei jüngeren Frauen hat das Mammacarcinom eine erschreckend große Neigung zu ausgedehnter örtlicher Verbreitung und zu Herdbildung weitab sowie zu starker Allgemeinwirkung. Immerhin werden wir unter solchen Umständen, wo nicht mehr viel zu verlieren ist und die Lebensdauer kaum noch über 1—2 Jahre sich erstreckt, bei sonst einwandfreiem Organ-, vor allem Lungenbefund und noch gutem Kräftezustande, mit eingreifenden und auch ungewöhnlichen Maßnahmen soweit als irgend zulässig gehen und sogar wiederholte Operationen nicht scheuen. Ältere, fettreiche, herzschwache Frauen haben ebenfalls schlechte Aussichten. Ausgenommen ist der scirrhöse Schrumpfungskrebs jenseits etwa des 70. Jahres, der kaum noch innere Lebenskraft hat und daher chirurgische Hilfe meist nicht mehr benötigt.

Sonst aber sollen Sie, meine Damen und Herren, bei allen Ihren Erwägungen den unerschütterlichen Grundsatz voranstellen, daß jeder operable Brustkrebs sofort nach gestellter Diagnose auf blutigem Wege zu entfernen ist. Müssen wir doch froh sein, wenn uns derartige Kranken rechtzeitig genug für den chirurgischen Eingriff zugehen. Immer noch scheitert das an falscher Scham — wie wir das ja auch in unserer Vorgeschichte verzeichnet finden — oder an Gleichgültigkeit gegenüber der zwar dauernd zunehmenden, aber doch nicht schmerzenden Anschwellung von seiten der Kranken, an Verkennung des doch durch seine äußere Zugänglichkeit so leicht richtig erfaßbaren ernsten Leidens durch den Arzt, an hinhaltender Behandlung mit Salben, Pinselungen, Umschlägen usw.

Leider gehört hierher auch die primäre Röntgenbestrahlung. Sie wurde allerdings noch vor wenigen Jahren von führenden Frauenärzten, entsprechend ihrer Einstellung gegenüber dem Gebärmutterkrebse, auch beim operablen Brustdrüsencarcinom als dem blutigen Eingriffe bei weitem überlegen erklärt. In der Tat kommt manchmal eine Überhäutung, eine oberflächliche scheinbare Heilung zustande. Aber dem nüchtern wägenden Chirurgen bietet sich eine ganze Anzahl gewichtiger Gegengründe. Zunächst hinkt der Vergleich mit den rein gynäkologischen Erfahrungen; denn das Carcinom des Uterus, besonders seines Corpus, verläuft im allgemeinen viel gutartiger und ähnelt in dieser Hinsicht manchen Gesichtscancroiden. Wenn angeblich Erfolge an der Brustdrüse erzielt wurden, so war durchaus nicht immer nachgewiesen, daß es sich wirklich um Krebse gehandelt hatte. Oberflächliche Vernarbungen sind außerdem auch bei solchen Carcinomen, die gar nicht oder nur mit ganz harmlosen Mitteln behandelt werden, nicht ungewöhnlich. In der Tiefe schreitet freilich die Wucherung völlig unbeirrt weiter. Ferner dürfen wir von Dauerheilungen nur dann sprechen, wenn mindestens 5 Jahre ohne Rückfall verstrichen sind.

Über ihre Nutzlosigkeit hinaus hat indessen die Bestrahlung noch geradezu gefährliche Seiten. Sie kann Nebenerscheinungen selbst ernsterer Art in Gestalt quälender Allgemeinstörungen und örtlicher Verbrennungen hervorrufen. Mit vollem Recht ist das „Röntgengeschwür" gefürchtet, das mit breiten und tiefen Nekrosen, schmierigem Zerfall und jauchender Absonderung einhergeht und so gar nicht zur Reinigung, Demarkation und Heilung neigt. Ja, es kommt vor, daß auch nur einmaliger Bestrahlungsreiz, statt einen günstigen Umschwung anzuregen, im Gegenteil von beschleunigter örtlicher Ausbreitung und schnellerer allgemeiner Metastasierung gefolgt wird. Schließlich wird unter der sich hinziehenden Röntgenkur, durch die sich messerscheue Kranke und Ärzte in Sicherheit wiegen lassen, der günstigste Zeitpunkt für die allein eine Dauerheilung ermöglichende Operat'on verpaßt.

Nehmen Sie also zu dem höchst zweideutigen Röntgenverfahren nie von vornherein Ihre Zuflucht, außer, wenn es sich etwa um den Ihnen vorhin geschilderten Panzerkrebs handelt, bei dem es freilich einzig übrig bleibt und auch öfters von Vorteil ist.

Wir werden bei unserer Kranken ebenfalls mit aller Bestimmtheit auf die sofortige Entfernung ihrer Geschwulst dringen. Bei der Wahl des operativen Weges rufen wir uns das histologische Verhalten des Brustdrüsenkrebses, seine rücksichtslose Durchbrechung aller Grenzen, sein schnelles Vordringen in den Lymphbahnen ins Gedächtnis zurück. Man führt daher die Ablatio mammae grundsätzlich so radikal aus, wie sie HEIDENHAIN gestaltete, nimmt Fascie und Brustmuskel, Fettzwischenschichten und Lymphdrüsen mit weg und räumt, sofern es sich nicht bereits um eine Greisin handelt, auch die Weichteile der Achselhöhle mit aus. Ein großer, am Brustbeinrande querbeginnender Schnitt faßt, sich spindelförmig teilend, die Mamma ein und läuft lineär am unteren Rande des Musculus thoracobrachialis in die Achselhöhle des abduzierten Armes aus. Man geht nun von der unteren Wundrinne her auf den Rand des großen Brustmuskels ein, löst seine Ursprungszacken von Brustbein und

Rippen nach oben bis zu seinem Schlüsselbeinanteile zusammen mit Fett und Drüsen ab und klappt die ganze Gewebsmasse, in der sich also auch die Mamma und die Neubildung befinden, schulterwärts herauf. Auch der kleine Brustmuskel wird sogleich durchtrennt. So arbeiten wir uns schnell von unten her an die Schlüsselbeingegend und alsbald auch an die Arteria und die Vena subclavia heran, von deren Ästen besonders die Vena cephalica, zur Verhinderung einer Luftembolie bei ungewollter Verletzung, frühzeitig vorbeugend beidseitig unterbunden und durchschnitten wird. Wir legen vorsichtig die großen Achselgefäße und Nervenstämme weiter frei, unter Schonung der seitlich herabsteigenden Nerven, des Nervus thoracicodorsalis, der den Musculus subscapularis, teres major und latissimus dorsi versorgt, sowie des Nervus thoracicus longus, der dem Musculus serratus anticus zugehört. Nun werden die gesamten Fett- und Bindegewebsmassen der Achselhöhle einschließlich aller Drüsen restlos herausgeschält und im Zusammenhange mit Mamma und Brustmuskel, dessen Oberarmansatz durchtrennt wird, endgültig entfernt. Man stillt sorgfältig die Blutung, mobilisiert die Hautränder, zieht sie, soweit als möglich, zusammen und bepflanzt eine verbleibende Lücke mit THIERSCHschen Läppchen. Am äußeren tiefsten Punkte der Wundhöhle leitet durch einen besonderen Hautschlitz hindurch ein Gummirohr für 2 Tage noch sich ansammelndes Blut ab. Der Verband wird bei abgespreiztem Arme angebracht.

In der Nachbehandlung legen wir großen Wert auf baldige Übungen der Bewegungen im Schultergelenk, zumal seitwärts und aufwärts, verzichten dagegen in der Regel auf Röntgenbestrahlung, die von einigen gegen Rückfälle empfohlen, von anderen bekämpft wird.

Wenn wir in dieser Weise alle bevorzugten nahen Ausbreitungsgebiete des gewöhnlichen Brustkrebses sorgfältig ausrotten, werden wir damit dem Begriffe und der Forderung einer wirklichen Radikaloperation nahezu gerecht. Gleichwohl hat sich die neuzeitige Chirurgie noch darüber hinaus entwickelt, und zwar nach zwei Richtungen hin, auf die Sie bereits aufmerksam wurden durch die Untersuchung, die Sie selbst an unserer Kranken vornahmen.

Zunächst fanden Sie in ihrer linken Oberschlüsselbeingrube ebenfalls verdächtige Knoten. Können und dürfen wir diese mitentfernen? Chirurgen, die hiervon Abstand nehmen, begründen dieses damit, daß bei so weit vorgeschrittener Krankheit doch nicht mehr alle befallenen Drüsen anatomisch zugänglich und operativ herausnehmbar seien. Es ist indessen die Aussicht, Heilung zu erzielen, durchaus nicht mathematisch sicher ausschließlich gebunden an die gelungene restlose Beseitigung aller krebsigen Drüsen. So hat man ja auch nach der Wegnahme von Magenkrebsen dann, wenn geschwollene Lymphknoten zurückgelassen werden mußten, gelegentlich von Relaparotomien ihren Rückgang, ihre bindegewebige Einkapselung, ja ihr gänzliches Verschwinden feststellen können. Sogar falls kleinste versteckte Herde übrigbleiben, besteht erfahrungsgemäß immer noch die Möglichkeit, daß sie nach Fortfall der Hauptgeschwulst vom Körper selbst nachträglich unschädlich gemacht werden. Es wäre schließlich der Erwägung wert, ob man überhaupt in weitem Umfange alle Drüsen, die natürlichen Schutzvorrichtungen im Abwehrkampfe des Körpers, ihm ungestraft rauben darf. Solange freilich in diesem Sinne keine einwandfreie Entscheidung gefällt werden kann, müssen wir an dem Bestreben festhalten, alles krebsverdächtige Gewebe, auch des Lymphgebietes, gründlich herauszuholen, sei es auch nur, um wenigstens für einige Zeit das Fortschreiten des Feindes zu hemmen und das Leben zu verlängern. Dazu begnügen wir uns nicht mit der Ausräumung vom Halse her, sondern legen das Schlüsselbein frei, sägen es in der Mitte durch, klappen seine äußere Hälfte vorübergehend schulterwärts um und gewinnen so zu den großen Gefäßen, den Halsnerven und auch den tiefen kleineren Arterien einen breiten Zugang, der gründliche Säuberung ermöglicht.

Ferner haben Sie bei unserer Kranken ermittelt, daß ihr Carcinom die knöcherne Unterlage, das Brustfell und die Lunge noch nicht ergriffen hat. Andernfalls würden wir nach dem heutigen Stande unseres chirurgischen Wissens und Könnens auch vor dem schweren Eingriffe einer sogenannten Brustwandresektion nicht zurückschrecken, da wir ja bei der 57jährigen Frau im ganzen noch guten Kräftezustand und unverdächtigen inneren Organbefund festgestellt haben. Bei derartiger Lage umkreist ein großer Schnitt die krebsige Mamma. In ihm werden alsbald auch die Muskeln durchtrennt und 3 oder 4 Rippen reseziert. So entsteht ein weites Brustwandfenster. Nun ist eine am Knochengerüst ansetzende Operation an sich schon erheblich bedenklicher als ein reiner Weichteileingriff. Viel ernstere Bedeutung aber hat der Umstand, daß dabei, sofern nicht etwa ausgiebige Brustfellverwachsungen bestehen, eine Pleurahöhle, manchmal sogar beide eröffnet werden. Sofort entwickelt sich ein Pneumothorax, der das Leben durch gefährliche Reflexwirkungen, durch Schädigung von Lunge und Herz schlagartig bedroht. Beidseitiger ist ganz sicher tödlich. Glücklicherweise vermögen wir heute mit Hilfe des Druckdifferenzverfahrens im Augenblicke der Pleuraspaltung die folgenschwere Retraktion der Lunge zu verhüten. Wenn wir sie nun, dank diesem technischen Fortschritte, auch dann noch gebläht erhalten, während wir die andere Mamma lappenförmig loslösen und als nach oben breitgestieltes Polster plastisch in die Brustwandlücke herüberlagern, so können wir den völligen Wundverschluß ganz luftdicht gestalten. Hiermit wird der sekundäre, eine Infektion begünstigende Pneumothorax ebenfalls verhindert. Dann haben wir höchstens noch nach Wochen mit einem durch den mechanischen Reiz und die gestörte Atmungstätigkeit verursachten Brustfellerguß zu rechnen, der aber aseptisch verläuft.

Angesichts solcher operativer Möglichkeiten dürfen wir also sagen, daß der Radikaloperation anatomische Grenzen erst in einer — allerdings manchmal recht frühzeitig erfolgenden — Mitbeteiligung der Mittelfelldrüsen oder in einer Lungenaussaat oder in allgemeineren Bedingungen, großem Schwächezustande, sehr hohem Alter, gesetzt sind. Freilich, inoperable Krebse wird sich der Kundige hüten anzurühren. Ja, er wird schon den Probeschnitt scheuen, wenn er nicht sofort in derselben Sitzung das radikale Verfahren anschließen kann, im Hinblick auf die Erfahrung, daß jede Verletzung auch bisher fast gutartig sich verhaltende Krebse zu unerwartet schneller und starker Wucherung reizen kann. Indessen selbst solchen schweren carcinomatösen Zuständen, die vielleicht infolge Umwucherung nervöser Gebilde mit starken Schmerzen einhergehen oder durch breiten Zerfall und reichliche Jauchung den Gesamtzustand stark beeinträchtigen sowie die Kranke und ihre Umgebung auch äußerlich anwidern, brauchen wir Chirurgen nicht entsagend und tatenlos zuzuschauen. Wir besitzen in der schon durch DIEFFENBACH betriebenen Ausbrennung mit dem rotglühenden Eisen — nicht etwa mit dem weißglühenden Paquelinbrenner oder Galvanokauter — in Narkose ein Mittel, auch umfangreiche Geschwürsherde und Aftermassen ohne wesentliche Blutung zu verkohlen und damit, wenigstens für einige Zeit, die stinkende feuchte Wunde trockener zu gestalten, sowie die Giftaufsaugung und den schwächenden Säfteverlust einzuschränken.

Alles in allem werden auf dem Wege der Radikaloperation mit den heutigen technisch vollendeten Maßnahmen etwa 30 von je 100 unserer Schutzbefohlenen dauernd geheilt. Diese Erfolge sind immerhin noch bescheiden. Das beruht darauf, daß selbst frühzeitig und nach dem bisherigen Stande unserer Kenntnisse und Fertigkeiten anscheinend radikal operierte Krebsträger, namentlich jugendliche, doch noch häufig genug, selbst nach Jahren rückfällig werden. Wie Sie vorhin schon hörten, verbürgt restlose Wegnahme aller erreichbaren Krebsmassen durchaus nicht gesetzmäßig endgültige Befreiung von dem unheimlichen Feinde; und andererseits beobachten wir gelegentlich langfristige Heilung auch dann, wenn wir bei der Operation nicht in der Lage waren, radikal genug vorzugehen. Stellen sich trotz möglichst ausgiebiger Entfernung des ersten Herdes und seiner regionären Ablagerungen wieder neue Wucherungen hier oder an anderen Körperstellen ein, so handelt es sich oft nicht um das Auswachsen zurückgebliebener oder verschleppter Teile der ursprünglichen Geschwulst, sondern um die allgemeine Umstimmung und die krebsbereite Gesamtverfassung des betreffenden menschlichen Körpers, die durch örtliche Reize allein nicht genügend erklärt wird und vielleicht auf Eigenheiten des Stoffwechsels, der Zelllagerung usw. mit zurückzuführen ist. Hier stehen wir freilich einem Rätsel gegenüber, dessen Lösung leider noch keinem Forscher gelungen ist.

5. Vorlesung.

Hydrocele (Wasserbruch).

Meine Damen und Herren!

Beim Anblicke dieses 62jährigen Rentners, der gesunde Gesichtsfarbe zeigt und sich in gutem Ernährungszustande befindet, fällt Ihnen sofort eine Anschwellung der rechten Hälfte des Hodensackes auf. Sie erreicht die Größe mindestens einer geballten Männerfaust, hat etwa Walzen- oder Eiform und ist deutlich abgesetzt sowohl gegen den linken Teil des Hodensackes, als auch vor allem nach oben in der Richtung des Leistenkanales. Form und Umfang der Anschwellung ändern sich im Liegen und im Stehen, bei ruhiger Atmung sowie nach Husten und Pressen nicht. Die Raphe des Hodensackes erscheint über die Längsachse des Körpers etwas nach links verdrängt, in gleicher Weise wie der geschrumpfte, eingezogene, fast verschwindende Penis. Seine Vorhaut wird zusammen mit den doch so dehnbaren Hodensackfalten und der anstoßenden Unterleibsdecke für die mächtige Vorwölbung aufgebraucht. Zudem ist die Haut nicht, wie sonst in dieser Gegend, gerunzelt, sondern vielmehr glatt, glänzend und blutarm, offenbar weil sie unter starker Spannung steht. Wir können, nunmehr zum Abtasten übergehend, sie über der Geschwulst abheben und verschieben,. Sie fühlen deren rundliche, völlig ebene Oberfläche, sowie die elastische Konsistenz, die das Kennzeichen der Fluktuation hervorzurufen kaum gestattet, ferner die scharfe obere Kuppe gegen den äußeren Leistenring zu, also keine stielartige Fortsetzung nach dem Bauche hin. Mit Ihrer Hand, die auf den Tumor drückt, vermögen Sie eine solche nicht herzustellen, nicht den Inhalt in die Leibeshöhle zu entleeren, nur den oberen Pol zu verbreitern. Andererseits gelingt es Ihnen aber auch nicht, auf den Bauch pressend, von ihm aus etwas in die Geschwulst auszutreiben und diese dadurch zu vergrößern. Wenn Sie von hinten her mit beiden Händen die Anschwellung einrahmen, so können Sie sie fast wie eine Kugel aus den Weichteilen herausheben. Der Hoden selbst, der sich beim Gesunden an der Rückseite seines Sackes leicht umgreifen läßt, ist zwar nicht sicher erfaßbar; doch erzeugt der hier an einer etwas härteren Stelle eindringende Finger bei unserem Kranken wenigstens die eigenartige Hodendruckempfindung. Im übrigen verläuft diese ganze Untersuchung völlig schmerzlos. Die Beklopfung ergibt Schenkelschall. Schließlich nähern wir von rechts her eine Lichtquelle dem Hodensacke. Von links her setzen Sie selbst gegen die Anschwellung den Stiel eines Höhrrohres fest an, schauen hindurch und stellen leuchtende Durchsichtigkeit fest. Am rechten äußeren Leistenringe sowie in der Leistenfurche finden Sie keine Besonderheiten; vor allem fehlen Drüsenknoten.

Es handelt sich also um eine krankhafte Anschwellung, die unabhängig von der Bauchfellhöhle, also kein den Hodensack vergrößernder Leistenbruch mit allen seinen gegensätzlichen Merkmalen ist; sie enthält ferner, wie Form, Spannung, Konsistenz und Durchscheinen ergeben, Flüssigkeit, und zwar nicht etwa durch Blut, Fibrin, Eiter getrübte, sondern klare Flüssigkeit innerhalb eines dünnwandigen glatten Raumes; schließlich weist sie keinerlei Druckempfindlichkeit, überhaupt keine Merkmale ernsterer Entzündung auf.

Gegen die letztere Möglichkeit sprechen auch die Angaben des Mannes. Er war nämlich bis auf gelegentliche Anfälle leichter, ziehender, sogenannter rheumatischer Rücken- und Gliederschmerzen immer gesund und hat kein schweres Gesamtleiden, insbesondere keine Tuberkulose, auch keine Geschlechtskrankheit, keine örtliche Verletzung durchgemacht. Indessen seit 5 Jahren ist ohne Anlaß, unmerklich beginnend und langsam zunehmend, sein rechter Hodensack bis zu der jetzigen Größe angewachsen. Dabei traten niemals Schmerzen, Fieber, Abmagerung oder sonstige allgemeine Schädigungen auf. Lediglich die nunmehrige lästige mechanische Behinderung beim Stehen und Umhergehen, das bei manchen Greisen ja an sich schon eingeschränkt ist, ferner das Gefühl der Schwere, weiterhin die beginnenden Störungen am Gliede, die sich bis zu beunruhigender Harnentleerungsnot, zumal bei gleichzeitiger Blasenschwäche und Prostatavergrößerung der höheren Jahre, steigern können, endlich das Wundscheuern in der Schenkelbeuge, Ekzem und Intertrigo, kurz, ausschließlich solche Äußerlichkeiten sind jetzt Anlaß, unseren ärztlichen Rat einzuholen.

Somit können wir ablehnen nicht nur eine erhebliche entzündliche Veränderung, z. B. gonorrhoische Infektion, die hauptsächlich den Nebenhoden ergreift, gummöse Lues, die den Hoden bevorzugt, oder Tuberkulose, sondern auch wirkliche Tumorbildung, sei es im Sinne eines hier nicht seltenen Teratoms oder einer typischen bösartigen Geschwulst, eines Sarkoms oder Carcinoms. Bei alledem würde ja auch die indurative solide Gewebsvermehrung deutlich hervortreten. Oder, falls sie durch den Flüssigkeitserguß verdeckt wäre, hätte das örtliche Leiden doch die zugehörigen Lymphdrüsen ergriffen, den Körperzustand geschädigt.

Innerhalb welcher anatomischen Gebilde ist denn ein solcher Flüssigkeitserguß möglich? Da erinnern Sie sich an die Entwicklungsgeschichte. Wenn der ursprünglich im retroperitonealen Raume angelegte Hoden mit dem Nebenhoden vom 3. Fötalmonate an aus der Urnierengegend herabsteigt, stülpt er das wandständige Bauchfell von hinten her ein und drängt diese Falte vor sich her. Ist schließlich das Organ im Hodensacke angelangt, so wird es, ähnlich wie die Lunge in dem zweiblätterigen Brustfellsacke, mit Ausnahme seiner serosafreien Rückfläche ringsum eingehüllt von dieser Bauchfelldoppelung.

Später verödet deren Stil entlang des Samenstranges. Der distale Beutel aber besteht als Tunica vaginalis propria, als eigentliche Scheide des Hodens und Nebenhodens fort. Nur eine kapilläre Flüssigkeitschicht befindet sich zwischen ihrem äußeren und ihrem inneren Blatte.

Fangen indessen die Serosazellen aus irgendeinem Grunde an, stärker abzusondern, so entfaltet der entstehende Erguß den Sack zur Hydrocele testis, zum Wasserbruche.

Ausnahmsweise bleibt der Verbindungskanal nach der Bauchfellhöhle zu offen, entweder so weit, daß auch ihr Inhalt, vorzugsweise Netz oder Darm, herabsinken kann (angeborener Leistenbruch), oder doch wenigstens spaltförmig und eben durchlässig einerseits für Peritonealflüssigkeit, die sich im Stehen an der tiefsten Stelle, im Hodensacke, ansammelt, andererseits für in umgekehrter Richtung in die Bauchfellhöhle zurücktretendes Scheidenhautwasser (Hydrocele communicans). Fehlt es an der Verklebung der Serosablätter nur streckenweise am Samenstrang entlang, so führt in einem solchen kleinen Hohlraume gleichartige Ausschwitzung zur **Hydrocele funiculi spermatici.**

Nun entsteht die Frage, was denn eigentlich den Anstoß zu solchen Flüssigkeitsansammlungen gibt. Verständlich ist ihre Entstehung als Begleiterscheinung einer entzündlichen oder neoplastischen Erkrankung des Hodens oder des Nebenhodens; dieser „symptomatischen“ Hydrocele haben wir bereits vorhin gedacht. Quetschende Gewalten, denen diese serösen Häute bei ihrer ungeschützten Lage leicht zugänglich sind, verursachen öfters Blutaustritte, deren lang anhaltender Reiz wässerige Absonderung hervorruft, besonders bei älteren Leuten. Schon eine Operation in der Nachbarschaft ist manchmal genügender Anlaß. Indessen stellt im mittleren Lebensalter die bei weitem häufigste Ursache eine frühere, vielleicht halb vergessene Gonorrhoe dar. Diese spezifische Infektion bevorzugt ja den Nebenhoden. Von ihm aus stachelt sie dann die serösen Häute zu chronischer exsudativer Entzündung an. Aber auch anscheinend ganz von selbst kann eine Hydrocele hervorkommen; erst bei genauerer Nachforschung finden sich z. B. gleichzeitige, zu Stauung führende Stoffwechselstörungen oder exsudative Diathese oder in der Vorgeschichte rheumatische Anfälle, namentlich bei älteren Wasserbruchträgern.

So auch bei unserem Kranken. Er zeigt uns außerdem, wie sich das Leiden zwar nach und nach steigert, im übrigen sich aber doch prognostisch harmlos gestaltet. Nur bringt es mit der Zeit jene mechanischen Behinderungen hervor, mit denen wir vorhin auch hier bekanntgeworden sind.

Ihnen gegenüber griff in älterer Zeit mancher Kranke zur Selbsthilfe; ein kleiner Einschnitt ermöglichte den Abfluß. Wenn das ohne böse Folgen ausging, so hatte eben das reichlich heraustretende Scheidenwasser etwa eingebrachte Krankheitskeime sofort wieder hinweggeschwemmt; auch war die Serosa infolge der langen Dauer der Entzündung Infektionserregern gegenüber widerstandsfähig geworden.

Der Arzt aber hat zu wählen zwischen äußerst gegensätzlichen Maßnahmen. An dem einen Ende der Behandlungsmöglichkeiten steht die schonende Punktion, die selbstverständlich peinliche Asepsis erfordert, im übrigen aber recht einfach sich vollzieht. Nach örtlicher Schmerzbetäubung nimmt man von hinten her den Hodensack in die volle linke Hand, wobei man sich des zu schützenden Hodens und Nebenhodens versichert. Die rechte Hand ritzt mit einem Messerchen an der gespannten Vorderfläche die Haut ein wenig ein und stößt durch die Lücke in den Sack die Spitze des Trokars. Sein Stachel wird herausgezogen, und aus seiner Hülse sprudelt im Strahle gelblichschaumige Flüssigkeit. Nachdem beträchtliche Mengen, selbst mehrere Liter, abgeflossen sind, wird die Röhre entfernt und nötigenfalls die kleine Wunde durch eine Naht geschlossen.

Nun ist freilich mit der einfachen Entleerung nur eine augenblickliche mechanische Entlastung erreicht, aber das Übel selbst nicht beseitigt. Die Höhle füllt sich in einigen Wochen und Monaten wieder, und Arzt und Kranker müssen sich zu immer erneuter Absaugung bequemen. Da kam man auf den Gedanken, durch Einführung reizender Arzneilösungen eine akute Entzündung des serösen Raumes absichtlich zu erzwingen. Indessen trat dabei die erhoffte fibrinöse Ausschwitzung, die zu Verklebung, Verwachsung, Organisation überleiten sollte, durchaus nicht immer ein. Oft wurde sogar die Neigung zu seröser Absonderung noch verstärkt. Stets aber riefen die Jodtinktur- oder Karbolsäureeinspritzungen eine ungemein starke Anschwellung hervor, die wahnsinnig schmerzte. Damit richtet sich diese Ergänzung der einfachen Punktion von selbst.

Das andere Ende der Behandlungsreihe wird — wenn wir eine Verirrung früherer Jahrhunderte, die rohe Kastration, außeracht lassen — dargestellt durch die v. BERGMANNsche radikale Ausschneidung fast des gesamten Serosabeutels, bis zum Umschlage auf den Hoden selbst. Sie bedeutet eine zumal ältere Männer recht angreifende Operation. Denn infolge des langwierigen Entzündungszustandes sind die Scheidenwände öfters verdickt und verkalkt, daher schwer ausschälbar, und vor allem besonders gefäßreich; es blutet dann stark; bisweilen folgen Embolien, und auch sonst wird der Wundverlauf nicht selten gestört.

Dazwischen stand v. VOLKMANNs unsicheres Vorgehen: breiter Einschnitt, Vernähung der Scheide mit der Haut, Tamponade, Ausheilung unter langwieriger Eiterung.

Das heutige Verfahren der Wahl verdanken wir WINKELMANN. Man spaltet in örtlicher Schmerzbetäubung vorn zunächst die Hodensackschichten bis auf den prall gefüllten Serosasack, dann auch dessen äußeres Blatt, krempelt es nach dem Abflusse der Hydrocelenflüssigkeit allseits nach hinten um den Hoden herum und vernäht die Scheidenschnittränder auf dessen extra-

peritonealer Rückseite miteinander. Darüber werden die oberflächlichen Gewebslagen völlig verschlossen. Nunmehr liegen die
Serosazellen der nur noch einblätterigen Scheidenhaut nach außen
unmittelbar an der epithelfreien bindegewebigen Fortsetzung der
Fascia transversa des Bauches, der Tunica vaginalis communis,
und es tritt dauerhafte Verklebung ein. KLAPP hat dieses
Vorgehen etwas abgeändert; er schlägt die seröse Haut nicht
um, sondern faltet sie durch Raffnähte.

Die Anzeige für die WINKELMANNsche Operation wird eigentlich nur begrenzt örtlich durch zu starke Verdickung und Ver-
kalkung des Wasserbruchsackes, allgemein durch greisenhafte
oder sonstige große Gebrechlichkeit des Kranken.

Da solche Einschränkungen bei diesem Manne nicht bestehen,
werden wir ihn durch den sinnreichen, ungefährlichen, technisch leichten Eingriff von seinem lästigen Leiden nun ein
für allemal befreien.

Prostatahypertrophie (Vergrößerung der Vorsteherdrüse).

Meine Damen und Herren!

Wir stellen Ihnen heute einen 60jährigen Buchhalter vor, der nach seinen Angaben stets gesund war und vor allem keine geschlechtliche Ansteckung durchgemacht hat. Während sein Schlaf früher nie gestört wurde, mußte er seit etwa 3 Jahren allnächtlich mehrfach aufstehen, um Wasser zu lassen. In den letzten Monaten empfand er auch tagsüber häufiger Harndrang, der sich bisweilen zu heftigem Zwange steigerte. Gab der Mann ihm statt, so trat meist wenig, gelegentlich überhaupt nichts heraus; es lag also zeitweise ein Zustand vor, den wir Tenesmus nennen. Aber auch zwischendurch kam die Entleerung erst nach angestrengtem Pressen und längerem Zuwarten in Gang. Dabei wurde der Strahl nicht mit der früheren Kraft hervorgestoßen. Er war dünner, reichte nicht mehr weit, fiel senkrecht zum Boden herab, stockte zuweilen und setzte dann von selbst wieder ein. Die gesamten Beschwerden verstärkten sich unter dem Einflusse äußerer Umstände, bei Aufenthalt im Freien, besonders während der rauhen Jahreszeit, anläßlich von Abkühlung, nach der Einnahme kalter Getränke, gingen aber auch wieder für Tage und selbst Wochen erheblich zurück. Das Allgemeinbefinden war zunächst nicht gestört. Insbesondere hatte er kein Kopfweh, keine Empfindung vermehrten Durstes oder starker Trockenheit im Munde, kein Fieber, keinen Schüttelfrost. Da eigentliche Schmerzen in der Blasengegend nicht vorhanden waren, beruhigte sich der Mann mit der Annahme einer Erkältung, eines Rheumatismus. Gefühlsmäßig achtete er auf warme Unterkunft, Kleidung, Flüssigkeitszufuhr.

Seit $^1/_4$ Jahr jedoch ließ der Gesamtzustand nach und nach und immer mehr zu wünschen übrig. Bei mangelnder Eßlust magerte der Mann ab. Er fühlte sich nervös angegriffen, zitterte und fröstelte. Es bestand Kopfweh sowie die Empfindung dauernder

Mattigkeit, Abspannung und Schläfrigkeit, von Übelkeit und Brechreiz, von Völle und Schwere im Bauche, von Spannung in der Blasengegend, von dumpfem Druck im Kreuz und um den After, besonders beim Sitzen. Die Harnentleerung gelang zusehends schlechter, manchmal nur in hockender Stellung oder bei gleichzeitigem Stuhlgang, unter brennenden Schmerzen. Im übrigen träufelte, Kleider und Bettwäsche durchnässend, der Urin unwillkürlich ab. Er war trüb, enthielt Schleimflocken und kleine Gewebsfetzen und roch schlecht.

Gestern abend nun, bei einer häuslichen Festlichkeit, konnte sich der Mann einem etwas reichlicherem Genusse kalten Bieres nicht entziehen. Bald stellte sich gebieterischer Harndrang ein. Unser Kranker unterdrückte ihn zunächst, durch die äußeren Umstände der Familienfeier hingehalten. Endlich versuchte er ihm nachzugeben; vergeblich. Er drückte, in Unruhe und Angst, die Hände auf den Bauch und preßte mit äußerster Anstrengung; aber noch immer trat nichts heraus. Dabei ging das quälende Gefühl strotzender Blasenfüllung in wahnsinnigen Schmerz über. Nun wurde er aufs höchste erregt, geriet in Schüttelfrost und kalten Schweiß und brach körperlich und seelisch völlig zusammen. Noch in der Nacht mußte der Arzt gerufen werden. Er stellte zwar mit dem erlösenden Katheterismus, den wir noch besprechen werden, fürs erste die Lage wieder her. Aber schon nach wenigen Stunden setzten die peinigenden Erwartungs- und Beklemmungsempfindungen erneut ein. Sie lösten abermals krampfartige Beschwerden und die Furcht vor Harnverhaltung aus. Deshalb wird der Kranke uns zugeführt.

Diese **Vorgeschichte** ist außerordentlich bezeichnend. Die allmähliche Entstehung und Steigerung der besonderen und der allgemeinen Merkmale bei einem vorher gesunden, weder durch örtliches Trauma noch durch Gonorrhoe geschädigten älteren Manne, die Art der Hemmung des Wasserlassens, die beiden verschiedenen Stufen der chronischen Störungen in der Blase, sowie darauf der einschneidende Zwischenfall ihres jähen Verschlusses sprechen deutlich für ein langsam zunehmendes, schließlich vollkommenes Hindernis im peripheren Urinwege, und zwar dort, wo eine solche Möglichkeit anatomisch gegeben ist, an dem proximalen Teile der Harnröhre, der von der Prostata umfaßt wird.

In der Tat muß die Lichtung des Kanales ganz mechanisch eingeengt werden, wenn aus einem bestimmten Grunde die Drüse sich allseitig verdickt oder auch nur einzelne Knollen stärker wuchern oder endlich hauptsächlich die beiden Seitenlappen anschwellen, die dann das Abflußrohr zwischen sich einzwängen und zu einem säbelscheidenförmigen Spalt abplatten. Hinzu kommen die Beziehungen der Prostata zu ihrer Umgebung. Sie ruht auf dem muskulös faserigen Trigonum urogenitale, das nur von der Urethra und dem Rectum durchbohrt wird, im übrigen aber den Beckenboden straff abschließt. Wenn die Drüse wächst, stemmt sie sich zunächst gegen dieses feste Widerlager an und kann demnach nach unten nicht ausweichen, ebensowenig wie nach hinten gegen den Musculus levator ani und den gefüllten Mastdarm zu. Demnach ist, wie bei allen Geschwülsten, eine Ausbreitung nur nach der Richtung des geringsten Widerstandes, d. h. hier nach oben und vorn möglich. Dann wölben sich der rechte und der linke Lappen des Organes von beiden Seiten empor, der Mittellappen wie eine Birne von unten her in das Blaseninnere hinein. Wenn so von Anfang an in der gesamten Drüse, in allen ihren drei Teilen Vergrößerung sich einstellt, genügt auch schon ein mäßiger Grad, um bereits mechanische Störungen hervorzurufen. Mit der nach vorn und oben sich ausbreitenden Prostata, die die Blasenausmündung immer mehr gegen die Schoßfuge zu treibt, streckt sich der beim Gesunden nur 1—3 cm lange prostatische Teil der Harnröhre bis auf 6—8 cm. Außerdem kann die ausgezogene Urethra durch einen sich besonders stark vorstülpenden Mittellappen scharf, fast rechtwinklig abgeknickt werden. Er legt sich wie eine Hand, eine Klappe, ein Ventil über ihre innere Öffnung. Selbst dann, wenn er noch nicht allzu weit in die Blase hineinragt, wird er doch von ihrer krampfhaft arbeitenden Muskulatur wie ein Dach nach vorn herübergepreßt. Dabei weitet sich der hinter dem vorn heraufsteigenden Klotze verbleibende Blasenboden zu einem förmlichen Divertikelsacke aus. Schließlich weicht die Harnröhre bei kräftigerem, nur einseitigen Andrange des rechten oder des linken Lappens auch noch quer aus.

Histologisch finden wir entsprechend dem zusammengesetzten Baue der Vorsteherdrüse bald alle ihre Schichten ziemlich gleichmäßig vermehrt, etwa im Sinne eines Myofibroadenoms, bald mehr eine rein muskuläre myomartige Hyperplasie, bald mehr eine ausgesprochen drüsige, einer Adenostruma ähnliche, fast geschwulstmäßige Wucherung. Einige nehmen freilich nach neueren Anschauungen an, daß die Hypertrophie gar nicht das Primäre, sondern nur ein Ausgleich vorheriger Atrophie verschiedener Teile sei, oder daß weniger eine Hyperplasie des eigentlichen

Prostatagewebes als eine Neubildung der periprostatischen und periurethralen Gänge und Drüsenschläuche vorliege, mindestens da, wo vorzugsweise der Mittellappen beteiligt ist.

Hin und wieder handelt es sich allerdings um Geschwülste von wirklich bösartigem Wesen, um Krebs, der dann die Schmerzen bei der Harnentleerung und in der Zwischenzeit besonders stark hervortreten läßt.

Aber auch rein entzündliche Schwellungen kommen vor, in erster Reihe als Folge einer chronischen Gonorrhoe oder einer Lues.

Im übrigen aber müssen wir die Frage nach der Entstehungs- ursache, in der Hauptsache wenigstens, offen lassen. Eine leichte Prostatazunahme stellt sich immerhin, wie eine fast physio- logische Begleiterscheinung des Alterns, vielleicht im Zusammen- hange mit Rückbildungsvorgängen im Hoden, jenseits des 50. Jahres bei nahezu allen Männern ein. Sie macht ihnen keine Beschwerden und wird nur zufällig, z. B. bei gelegentlichen Unter- suchungen vom Mastdarm aus, entdeckt. Bei manchen Leuten führen dann unbekannte Gründe entweder im späteren Leben zur weiteren ständigen allseitigen Wucherung der gesamten Vor- steherdrüse oder auch schon frühzeitiger zur Entwicklung eines Lappens in besonders ungünstiger Richtung und damit nach und nach zu dem eigenartigen Krankheitsbilde.

Letzteres hängt im wesentlichen davon ab, in welchem Grade der Urinstrom in der hinteren Urethra mechanisch behindert wird und wie sich die Blase dazu stellt.

Dieses Hohlorgan, das die Aufgabe hat, den Harn zu sammeln und dann auszutreiben, zeichnet sich, wie ähnliche muskulöse Einrichtungen des menschlichen Körpers, das Herz, der Magen, der Darm, dadurch aus, daß es für gewöhnlich nur eine Durch- schnittsleistung hergibt, daß es dagegen seine außerordentlichen Verfügungskräfte einsetzt angesichts unmäßiger Anforderungen. So hier gegenüber der zunehmenden Abflußerschwerung. Mit Hilfe der hypertonischen und bis zum Zustande der Balkenblase mächtig hypertrophierenden Muskulatur, sowie durch stärkere Anwendung der Bauchpresse wird der Harn immer noch, wenn auch erst nach längerer Anstrengung, durch den Engpaß hindurch- getrieben und selbst eine weit vorgeschrittene anatomische Stö- rung monate-, ja jahrelang verschleiert. Der Vorgang erinnert an die Überwindung einer Aortenstenose durch den verdickten Herzmuskel oder einer Magenausgangsverengerung durch die vermehrte Magenmuskulatur. Nur dann, wenn der Mittellappen besonders frühzeitig stark anschwillt, tritt auch schon zur Zeit der Blasenmuskelhypertrophie Urinsperre, und zwar rein mechanisch, ein.

Im übrigen aber hat die Anpassungsfähigkeit aller dieser Hohlorgane schließlich Grenzen. Die Dekompensation bereitet sich vor.

Der Tonus der Muskulatur läßt nach, und sie beginnt insuffizient zu werden. Bauchpresse und Muskulatur der Blase stoßen den Urin nur mehr in dünnem Strahle und stets nur in kleiner Menge heraus, obwohl sie immer häufiger in Tätigkeit gesetzt werden. Der Sack kann dabei nie ganz entleert werden. So bleibt, besonders in der hinteren großen Ausbuchtung, stets ein Restharn von 200—600 ccm, der sofort wieder ununterbrochen von den Nieren Zufluß erhält. Innerhalb alkalischer Gärung bilden sich Zersetzungstoffe. Diese wiederum bringen nicht nur die Blasenwand, die schon durch den Harndruck in Blutversorgung und Ernährung geschädigt ist, zur Entzündung, zu schleimiger Exsudation und zelliger Abschilferung, sondern rufen auch noch, in den Körper aufgesaugt, allgemeine Störungen hervor.

Schließlich gerät der verdünnte, schlaffe, tote Beutel immer mehr in den Zustand passiver Dilatation. Seine Form wird nach dem Wegfalle des Tonus und der Kontraktionen der auseinandergedrängten Muskulatur lediglich rein mechanisch durch die Menge der angesammelten Flüssigkeit und den Spannungsgrad dieser bloß noch häutigen Hülle bestimmt. Ihre Auspreßkraft ist soweit geschwächt, daß trotz der Blasenüberfüllung der Urin nur tropfenweise abgeht (Ischuria paradoxa). Auch die Harnleiter, die zunächst ebenfalls, manchmal bis auf ein Vielfaches ihrer gewöhnlichen Dicke hypertrophierten und verstärkt arbeiteten, ermüden; ihre Lichtung erweitert sich mächtig. Der getrübte und zersetzte Urin staut sich rückläufig immer höher hinauf und greift auch das Nierenbecken an. Unter dem zunehmenden Drucke schwindet das Gewebe der Nieren bis auf einen schmalen Rindensaum. Ihre regelmäßige Harnabsonderungstätigkeit wird schwer beeinträchtigt, um so mehr, als im vorgerückten Alter oft Gefäßschädigungen, z. B. Arteriosklerose, und Schrumpfungsvorgänge mitspielen.

Schließlich, wenn zufällig, z. B. unter dem Einflusse einer äußerlichen Abkühlung, einer reichlichen Mahlzeit, eines kalten Trunkes, starker Stuhlverstopfung, zumal bei Hämorrhoidariern, Darm- und Nierentätigkeit außergewöhnlich beansprucht werden, steigt reflektorisch die Hyperämie im kleinen Becken, damit auch

in der Blasenwand und der Prostata schroff an; eine sich vorlegende
Falte der akut geschwellten Schleimhaut gestaltet die langsam
herangewachsene Verengerung zum plötzlichen völligen Verschluß.

Den Stufen des pathogenetischen Verlaufes entspricht die
Reihe der äußeren klinischen Bilder, die Sie auch an unserem
Kranken gut verfolgen können:

Solange er, Jahre hindurch, durch die Mehrarbeit, die die
hypertrophierte Muskulatur seiner Blase leistete, die anatomische Drosselung des peripheren Harnabflusses wettzumachen
imstande war, hatte er kein besonderes Krankheitsgefühl.
Er befand sich in diesem Gleichgewichtszustande lediglich unter
dem Zwange, stärker zu pressen. Auch objektiv war die Lage er-
träglich.

Ganz anders während der letzten Monate im zweiten Ab-
schnitte, dem des muskulären Nachlassens, und im dritten, dem
der ausgeprägten Blasenatonie und Dilatation, mit chronischer
Harnretention: unter zunehmenden Schmerzen wurden die örtlichen Erscheinungen immer lästiger; das Blasenleiden griff auf
die Niere über; Urämie kündigte sich an; das Allgemeinbefinden litt
sichtlich.

Schließlich rief am gestrigen Abend die akute Reizung seiner
Harnorgane bei jener Familienfeier die völlige Verlegung des
Urinweges und damit jenen ergreifenden Zustand der Verzweiflung,
der Todesfurcht hervor.

Auch jetzt noch sehen Sie diese ungeheure innerliche Erschütte-
rung sich auswirken. Auf der Stirn des erschöpften Mannes perlen
feine Schweißtropfen hervor. In das blasse Gesicht hat sich die
Angst vor neuen Harnentleerungsqualen unverkennbar einge-
schrieben. Der Puls ist klein und beschleunigt, die Atmung mühsam. Sie stellen durch Besichtigung, Betastung und Beklopfung
die pralle, rundliche, massige Vorwölbung in der Blasengegend
oberhalb der Schoßfuge fest. Leistendrüsenschwellungen fehlen.
Mit Ihrem behandschuhten und eingefetteten rechten Zeigefinger
fühlen Sie vom Mastdarm aus rechts und links im kleinen
Becken keine auffälligen Verdickungen, wohl aber in der Mitte
und nach vorn zu die faustgroße, derbe, glücklicherweise aber
nicht krebsig-harthöckerige und auch gut abgrenzbare, verschiebliche Vorsteherdrüse. Freilich entzieht sich derartiger Feststellung
manchmal ein alleinig und vorwiegend nach vorn und oben ent-
wickelter Mittellappen; doch läßt sich dann, wie überhaupt
während des chronischen Krankheitszustandes, die an sich schon

kaum zweifelhafte Diagnose durch die Cystoskopie endgültig sichern. Sie bringt mit aller Deutlichkeit den in die Blasenlichtung stark vorspringenden Prostatahöcker, außerdem die katarrhalisch entzündete Schleimhaut und die muskulären Wülste zur Anschauung. Diagnostische Schlüsse ergeben sich ferner daraus, in welcher besonderen Art sich bei solchen Zuständen der Katheterismus gestaltet, worauf wir gleich noch zu sprechen kommen werden, und zwar bei der Therapie, auf deren Gebiete sein entscheidender Wert liegt.

Das zeigt Ihnen ja auch das Eingreifen des Arztes, der freilich erst heute nacht zu dem doch schon so lange sich quälenden Manne gerufen wurde.

Indessen sollte die Behandlung dieses eindrucksvollen Leidens viel früher erbeten und eingeleitet werden.

Bereits in seinem Beginn achten wir auf geordnete Lebensführung, Ausgleich sitzender Berufstätigkeit durch Körperbewegungen, Mäßigkeit im Essen, Aufnahme immer nur kleiner Flüssigkeitsmengen, regelmäßigen Stuhlgang. Gegen die Blutanschoppung im Unterleibe haben sich, wenn wir die von einigen gerühmte, aber höchst unangenehme Prostatamassage vom Mastdarme aus beiseite lassen, schon von alters her ein- oder zweitägliche lauwarme Sitzbäder bewährt, denen man Kamillenaufgüsse beigeben läßt, um eine sinnfälligere suggestive Wirkung zu erzielen. Hierdurch gelingt es oft, die Stauung und damit den durch sie — und nicht etwa von vornherein durch Infektion — hervorgerufenen Blasenkatarrh zu beseitigen, wie wir das ja auch bei ähnlichen Störungen anderer Körperteile erleben.

Die gleichen Maßnahmen sind erst recht angezeigt in dem bereits ernsteren Stadium der Muskelinsuffizienz. Außerdem gilt es hier, gegen den Restharn anzukämpfen. Sie werden ihn jeden 4. oder 5. Tag entfernen. Dazu führen Sie, da der Kranke sein Wasser, wenigstens zum großen Teile, noch willkürlich austreiben kann, nicht den schwieriger zu handhabenden Metall-, sondern den schonenden NÉLATONschen Weichgummikatheter ein, und zwar einen nicht zu dünnen, gut sterilisierten, sorgfältig eingefetteten, unter peinlichster Wahrung auch der sonstigen Asepsis. Auf rohe und unreinliche Katheterisierung würde die katarrhalische gereizte Blase mit stärkerer Entzündung, ja mit Geschwürsbildung, das vielleicht schon hydropisch erweiterte Nierenbecken mit Übergang in Pyonephrose antworten. Vorsicht ist ferner beim Herausziehen des Katheters vonnöten, damit nicht etwa sein Auge Prostatagewebe mitreißt. Spülungen sind nicht erforderlich, ja vielleicht sogar schädlich. Nur muß man, wenn man alles entleert hat, eine kleine Menge keimfreier, milder Flüssigkeit, z. B. dünner Borsäureösung, wieder einfüllen; andernfalls können infolge der plötzlichen Druckerniedrigung die Gefäße stark anschwellen und bersten, besonders da sie häufig schon recht brüchig sind, oder die Nieren jäh versagen. Die auf diese Weise regelmäßig entlastete und gesäuberte Blase lernt, zumal wenn die Bauchmuskulatur durch Massage gekräftigt wird, nach 2 bis 3 Wochen wieder ordentlich zu arbeiten. Es gelingt in der Tat, die Kranken in einem subjektiv und objektiv befriedigenden Zustande zu erhalten, wenn wir in 2—3 monatlichen Zwischenräumen diese Nachhilfen und vorzüglich die künstliche Blasenentleerung wiederholen.

Diese wird selbstverständlich zur sofortigen und unbedingten Notwendigkeit im Stadium völliger Atonie des Organes, gänzlicher „Retentio urinae". Zunächst versehen wir den im höchsten Grade aufgeregten, auch unter seelischen Hemmungen stehenden Mann mit großen Gaben von Morphium, das die Reflexe schnell herabsetzt. Wir bringen ihn in ein warmes Bad und beruhigen ihn durch persönlichen Zuspruch. Wir versuchen in die aufs äußerste gefüllte Blase auch jetzt zuerst mit einem weichen und dicken Katheter einzudringen. Gelingt das, so sind damit zwar nicht die Krankheitsvorbedingungen und das Leiden selbst, wohl aber seine augenblickliche lebensbedrohliche Zuspitzung beseitigt. Wir halten das Erreichte fest, indem wir das Instrument als Dauerkatheter herrichten und 1—2, ja 3 Wochen an Ort und Stelle belassen. Voraussetzung ist, daß der Katheterismus reinlich ausgeführt werden konnte, und daß die Blase noch nicht infiziert war. Hat sich dagegen bereits heftigere Zystitis herausgebildet, so sind Spülungen, am besten mit sehr dünnem Borwasser oder höchstens mit schwachen Höllensteinlösungen angezeigt. Auf diese Weise wird auch hier in 2—3 Wochen schließlich ein erträgliches Gesamtbefinden erzielt.

Indessen angesichts der vorhin besprochenen eigenartigen Streckung, Knickung, Verlagerung der hinteren Harnröhre wird es doch manchmal erforderlich, die zuvor vielleicht mißglückte Entleerung mit solchen Kathetern zu erstreben, die etwas dünnwandiger sind oder eine, die veränderten anatomischen Verhältnisse berücksichtigende vordere Abbiegung haben, zumal in der von MERCIER erdachten Form. Weiterhin lassen sich hie und da die härteren Instrumente, die sogenannten elastischen, aus lackiertem Seidengespinnste gefertigten Katheter leichter in die Harnblase des Prostatikers leiten. Auch sie dürfen dauernd liegenbleiben, sofern eine geschickte Pflegeperson dafür sorgt, daß sie sich nicht verstopfen.

Im äußersten Notfalle ist schließlich ein ein-, höchstens zweimaliger vorsichtiger Versuch mit einem Metallkatheter erlaubt. Durch rechtzeitige starke Senkung seines äußeren Endes muß peinlichst vermieden werden, daß die Spitze die hintere Harnröhrenschleimhaut durchstößt, was am leichtesten geschehen kann da, wo die Prostata beginnt, oder auch höher hinauf im Bereiche des Mittellappens. Der Arzt, der den sofortigen Blutaustritt aus solchen „falschen Wegen" nicht beachtet, bohrt dann womöglich in den nach dem Mastdarme zu gelegenen Zellgewebsraum hinein oder durch den Boden der Blase zwischen ihrer Schleimhaut und Submucosa empor, erreicht sein Ziel, die Harnentleerung, nicht, ruft aber dafür in unzugänglichem Gebiete höchst gefährliche Phlegmonen hervor. Wenn also der Metallkatheterismus nicht spielend glückt, soll man ihn unter keinen Umständen erzwingen wollen. Vielmehr ist dann die ungefährliche und technisch unschwere Blasenpunktion dicht oberhalb der Schoßfuge am Platze. In dieser Art einmal oder auch wiederholt herbeigeführte Entlastung bessert bald die allgemeine und auch die örtliche Lage, so daß weiterhin schließlich doch die zeitweilige und die dauernde Katheterableitung gelingen.

Wenn wir dann die ausgleichenden und beruhigenden Maßnahmen anschließen, die wir vorhin besprochen haben, so bringen wir damit unsere Schutzbefohlenen selbst über solche gefahrvolle akute Störungen wieder hinüber in den chronischen Krankheitszustand.

Diesen werden wir auch bei unserem Manne zunächst wiederherzustellen bemüht sein.

Später können wir erwägen, ob überhaupt und ob im Sonderfalle es möglich und angezeigt ist, den Stein des Anstoßes ein für allemal zu entfernen, d. h. die Prostatektomie vorzunehmen.

Sie ist eine verstümmelnde, häufig die Samenbahnen unterbrechende, aber doch dann sehr wohltätige Operation, wenn die Beschwerden beträchtlich sind und auch trotz sachgemäßer konservativer Behandlung sich kaum bessern. Voraussetzung ist aber, daß die Prüfung der Nierentätigkeit, die Indigkarmineinspritzungsprobe, der Verdünnungs- und Konzentrationsversuch, die Messung der Gefrierpunktserniedrigung des Blutes sowie seines Kochsalz- und Reststickstoffspiegels befriedigend ausgehen; ferner muß das Gesamtbefinden das immerhin angreifende Vorgehen auf blutigem Wege gestatten. Allgemeine Schwäche, sehr hohes Alter oder auch chronische Bronchitis lassen uns hierbei gelegent-

lich zur Lumbalanästhesie greifen. In der Regel wählen wir die
Äthertropfnarkose, sowie — anstatt des Zuganges vom Damme
her — den hohen Blasenschnitt, die Sectio alta, deren Einzel-
heiten wir im Operationskurse besprechen. Der in den Mastdarm
eingeführte Finger der einen Hand des Operateurs drängt die
Drüsenmasse dem von vorn her in der Blase arbeitenden Finger
der anderen Hand entgegen. Dieser sucht sich in der eingeritzten
Decke der Drüse die richtige Schicht und schält das Organ stumpf
heraus, wie eine Nuß aus ihrer Schale, was meist leicht gelingt.
Nur wenn es sich um Krebs handelt, der die Kapsel mit ein-
bezogen hat, entstehen dabei Schwierigkeiten. Nach Stillung der
Blutung aus dem Prostatabette durch Aufdrücken von Mulltupfern,
die man mit Suprarenin versehen kann, durch Spülung mit keim-
freiem eiskalten Kochsalzwasser und nach Einlegen eines Dauer-
katheters von der Harnröhre her wird die vordere Wunde geschlossen, bis auf ein Glasrohr, das für 2 Tage in der Blase, und
einen Mullstreifen, der für 10—12 Tage in dem Weichteilraume
hinter der Schoßfuge liegenbleibt. (Suprasymphysäre
transvesikale Prostatektomie nach FREYER.)
Nach der operativen Wegnahme des Stromhindernisses beseitigen milde Spülungen der Blase auch noch ihren langjährigen
Katarrh. Man wechselt den Dauerkatheter, wenn sich trotz regel-
mäßiger Harnröhrenausspritzungen neben ihm doch Urethritis
einstellt, beläßt ihn sonst 3—4 Wochen, jedenfalls solange, bis die
Bauchwunde zugeheilt ist. In der nächsten Zeit wird der Katheter
nur für die Nacht eingelegt und zugestopft; der Kranke öffnet ihn
zeitweise zur Blasenentleerung.
Unter dieser schonenden Gewöhnungskur kehren die Schließ-
kraft des Sphincters, die meist durch die Operation etwas ge-
litten hat, und die Arbeitsfähigkeit der übrigen Blasenmuskulatur
zurück. So gewinnen auch ältere Leute wieder die Herrschaft
über ihre Harnentleerung und damit Lebensmut und Lebens-
genuß.

Angeborener Klumpfuß.

Meine Damen und Herren!

Der 6 Monate alte Knabe, den Sie hier vor sich sehen, und sein Zwilling sind, wie uns berichtet wird, die Erstlinge gesunder und wohlgestalteter Eltern. Die Geburt, die am Ende des 8. Schwangerschaftsmonates vor sich ging, hat sehr lange gedauert. Das Kind kam nach seinem Bruder in Steißlage zutage. Alsbald fiel der Hebamme die merkwürdige Form seiner Füße auf. Ihre Veränderungen wurden in den nächsten Wochen noch deutlicher. Schließlich machten sie sich störend bemerkbar, als es jetzt zu den ersten Steh- und Gehversuchen kam. Dabei wurde der äußere Fußrand statt der Sohle aufgesetzt. Deshalb wird nunmehr endlich ärztlicher Rat von der Mutter erbeten.

Sie hat außerdem von den ersten Lebenstagen an auf der rechten Gesäßbacke ihres Sprößlinges eine dunkle, linsenartige Stelle bemerkt, die mit dem allgemeinen Wachstume des Körpers langsam zunahm.

Wir finden bei dem sonst gut entwickelten Säugling in der Tat an dem eben genannten Punkte eine nahezu rundliche, scharf begrenzte, etwa bohnengroße, tiefblaue Verfärbung, die offenbar nicht so sehr der unversehrten Oberhaut, als der darunterliegenden Gewebsschicht angehört. Dieser ein wenig erhabene, weiche, schmerzlose Fleck verschwindet fast ganz, wenn wir darauf drücken, kehrt aber nach Lüftung unseres Fingers sofort zurück. Offenbar staut und bewegt sich Blut in Gefäßräumen, die an ungewöhnlicher Stelle geschlängelt und erweitert angelegt und gewuchert sind. Es liegt ein angeborenes Hämangiom vor.

Weit eindrucksvoller jedoch ist die andere Abweichung, die der Knabe mit auf die Welt brachte.

Während sich beim Gesunden die Längsachse des Unterschenkels geradlinig in die des Fußes fortsetzt, weicht letztere hier um etwa 90⁰ nach innen ab. Der rechte, noch deutlicher — wie meist — der linke Fuß, und zwar besonders der Vorderteil, ist also adduziert. Den Beginn der medialwärts gerichteten winkeligen Abknickung kennzeichnet ungefähr in der CHOPART-schen Gelenklinie am Kahnbeine eine tiefe Furche, die fast den inneren Knöchel berührt.

Außerdem stehen äußerer und innerer Fußrand nicht in der gleichen wagerechten Ebene; vielmehr ist ersterer so weit gesenkt, letzterer derart beträchtlich aufgerichtet (supiniert), daß die Sohlenfläche nach innen oben schaut.

Diese Verbindung von Adduktion und Supination stellt einen Pes varus dar. Da die einwärts gewendete Fußspitze auch noch etwas plantarflektiert herabhängt, haben Sie, genauer ausgedrückt, einen — rechts- und linksseitigen — Spitzklumpfuß vor sich, und zwar einen angeborenen, im Gegensatze zu dem selteneren postfötal, etwa durch Verletzung oder durch nervöse Lähmung, z. B. infolge von Poliomyelitis, erworbenen.

Schließlich bieten die Unterschenkel ebenfalls eine auffällige Form dar. Sie sind viel mehr nach außen gebogen, als wir es im allgemeinen bei Säuglingen zu sehen gewohnt sind.

Während dieser Betrachtung haben Sie bemerkt, daß das Kind munter seine Zehen aktiv betätigt, mit den Füßen lebhaft strampelt. In Grenzen ihrer ungewöhnlichen Gestaltung finden Sie sie auch passiv, in Pro- und Supination, in Ad- und Abduktion, in Beugung und Streckung frei beweglich. Auch das spricht gegen gleichzeitig vorhandene Lähmung, gegen den Ausfall der eine Klumpstellung verhütenden Muskeln und der zugehörigen Nerven. Krampf und Schrumpfung ihrer Gegenspieler tragen ebensowenig die Schuld. Vielmehr scheitert Ihre kraftvolle Bemühung, die Füßchen bis in die regelrechte Lage zurückzudrängen oder gar in einer solchen zu erhalten, schließlich offenkundig an einem knöchernen Widerstande.

Daraufhin werden Sie das Skelett im einzelnen eingehend betasten. Sie ermitteln hierbei unschwer, daß eine gewaltige Veränderung vor allem mit dem Sprungbeine vor sich gegangen sein muß. Es ist mit seiner oberen Gelenkfläche aus der Knöchelgabel fußwärts zum größten Teile herausgeglitten. Deshalb springt seine Masse viel greifbarer vor als sonst. Zudem hat sich seine Längsachse medialwärts eingerollt, nach außen entsprechend halbkreisförmig gekrümmt. Somit ist denn auch darunter der Kopf des Fersenbeines frei, sein Processus trochlearis gut fühlbar ge-

worden. Fast wie ein äußerer Knöchel nimmt sich die hier ent-
standene Vorwölbung nach Augenschein und Tastbefund aus.

Genauer hinblickend entdecken Sie gerade an diesem Punkte
rechts wie links innerhalb gelblicher, gerunzelter, verdünnter Haut
eine weißlich-glänzende kleine Eindellung. Sie wird uns gleich
noch weiter beschäftigen, wenn wir jetzt den Ursachen und
der Entstehung des Pes varus nachgehen.

Ein Zehntel aller kongenitalen Körperfehler und mehr als
vier Fünftel sämtlicher Fußverunstaltungen der Neugeborenen,
besonders der Knaben ausmachend, stellt sich der Klumpfuß zunächst einmal als Hemmungsbildung im engeren Sinne des
Wortes dar. Die ursprüngliche Anlage des Keimes ist von vornherein in sich derart gestört gewesen, daß sich bestimmte, und
zwar mediale Teile des knöchernen Unterschenkel- und Fuß-
gerüstes nur mangelhaft ausrichten und auswachsen konnten.
Mehr oder weniger verkümmert ist das Schienbein — im Sinne
eines sogenannten Strahldefektes —, oder auch das Kahnbein,
ferner ein Teil oder die Gesamtmasse der Keilbeine, oder schließlich der erste Mittelfußknochen. Damit entfällt auf der Innen-
seite der regelrechte mechanische Halt. Hier drängt sich das
kindlich weiche Knochengefüge zusammen, während sich in Länge
und Breite übermäßig ausdehnen die äußeren entlasteten Knochen,
so das Wadenbein, weiter der vordere und laterale Anteil des
Fersenbeines, endlich das Würfelbein an der Seite eines manchmal nur als ganz schmale Platte erkennbaren Kahnbeines. Der Fuß
wird mehr und mehr medialwärts eingebogen. Dank dauernder
Annäherung ihrer Ursprünge und ihrer Ansätze verkürzen sich
die in der Hauptsache innen sitzenden kleinen Fußmuskeln. Ihre
Schrumpfung und die der Weichteile befestigen die falsche Stellung. Auf Grund der ununterbrochenen Supination und Adduktion rückt auch die Kahnbeinanheftung des Musculus tibialis
anticus dichter an seinen Ursprung heran. Der zu lang gewordene Muskel versagt, wogegen die in der Achillessehne kräftig
anpackende Wadenmuskulatur das Übergewicht erlangt und
das Fersenbein hinten hochzieht, vorn herausdreht, geradeso
wie durch die immerwährende Supination und Adduktion der
Vorderabschnitt der Gelenkrolle des Talus aus der Knöchelgabel
hervorgehebelt wird.

Dem auf allerfrühestem Keimfehler beruhenden Klumpfuße
steht nun gegenüber eine zweite Art mit lückenloser Anlage und

ursprünglich gesunder Entwicklungsrichtung. Hierbei wird der
Fötus erst während seines Wachstumes durch äußere Umstände
mechanisch geschädigt. Schon innerhalb normaler Verhältnisse zieht er mit Vorliebe unter Hüft- und Kniebeugung die Füße
supiniert und adduziert an den Rumpf heran und legt sie meist
auch übereinander; eine solche Haltung wird ja oft noch in der
ersten Lebenszeit von selbst eingenommen, kann jedenfalls dann
passiv leicht hergestellt werden. Kommt es jedoch zu einem Miß-
verhältnisse zwischen der Größe der Frucht und derjenigen der
Höhle des Uterus, z. B. durch dessen etwaige myomatöse Verdickung oder durch Mangel an dem sonst als Puffer und Polster
nützlichen Fruchtwasser oder — wie bei unserem Knaben —
durch Zwillingsschwangerschaft, so ist die natürliche Bewegungs-
freiheit des Embryos erheblich eingeschränkt; und die Füße werden von der sie eng umklammernden Gebärmutterwand in ihrer
gekreuzten Gewohnheitslage verankert. Auch Nabelschnurum-
wickelung, Eihautstörungen, Amnionstränge, Verwachsungen
zwischen dem Uterus und der Oberfläche des Kindes können es
festhalten. Unter solchen andauernd gleichsinnigen Pressungen
formen sich alsdann nach und nach die knöchernen und die weichen
Teile der Füße um; ja es entstehen an den vorspringendsten
Punkten, in der Gegend des äußeren Knöchels, über den heraus-
gedrängten, dicht unter der Haut liegenden, vorderen und lateralen Abschnitten des Sprungbeines und vor allem des Fersenbeines
Druckgeschwüre. Wenn diese in der späteren Fötalzeit auch ab-
heilen, so verraten sie sich doch von der ersten Lebensstunde an
durch die zarten oberflächlichen Narben, die sie für immer hinter-
lassen. Auch bei unserem Säuglinge haben sie inmitten faltiger
Haut über dem Processus trochlearis seiner Fersenbeine ein der-
artiges, sichtlich angeborenes, zunächst unscheinbares Grübchen
aufgefunden, das aber doch große Bedeutung hat, wie Ihnen jetzt
klar wird. Es ist RICHARD v. VOLKMANNS und BESSEL-HAGENS
Verdienst, diese eigentümlichen kleinen Flecke durch Probeausschnitt und histologische Untersuchung als im Mutterleibe
entstandenen und wieder überhäuteten Decubitus erkannt, sowie als Beweis für mechanische Erzeugung eines Klumpfußes
verwertet zu haben. Die Annahme eines solchen Herganges
wird weiter erhärtet, wenn wir, wie nicht eben selten, beim
Neugeborenen gleichzeitig noch andere, auf intrauterine Be-
lastung zurückzuführende Fehler, z. B. Klumphände, Finger-
und Zehenverwachsungen oder -lücken, sogenannte Spon-
tanamputationen, Beugekontrakturen in Knie- und Hüftge-
lenken, antreffen. Schließlich könnte das gelegentliche Vor-

kommen des Pes varus bei mehreren Geschwistern auf die-
selbe schädliche Einwirkung im Schoße ihrer gemeinsamen
Mutter bezogen werden.

Aber restlos ist damit die ursächliche Frage noch nicht gelöst.
Unsere eben erwähnte Erklärung gerät trotz ihrer immerhin guten
Stützen bereits ins Wanken, wenn einer dieser anscheinend durch
intrauterine Beeinträchtigung verschuldeten Klumpfüße nicht
nur familiär, sondern, wie häufig, vererbt auftritt[1]), oder gar,
wenn ihn begleitende Körperstörungen ihrem Wesen nach zweifellos auf Abweichungen der ersten Anlage des befruchteten Eies
zurückgehen, wie etwa Polydaktylie und Hyperphalangie. Hier-
hin gehören auch Hämangiome.

Da sie ein solches bei unserem Knaben entdeckten, werden
sie zwar, die Druckmarken berücksichtigend, intrauterine mechanische Einwirkungen auf seine Füße voll anerkennen, aber
doch eine ursprüngliche Minderwertigkeit, die in seinem embryo-
nalen Keime selbst gelegen war, mit in Rechnung stellen.

In der Tat greifen bei vielen Klumpfüßigen, die sich gelegentlich auch noch durch Hydrocephalus, Meningocele, Spina bifida,
Kyphoskoliose, Gesichtsspalten, Hüft- oder Knieverrenkungen
usw. auszeichnen, beide eben erwähnten Entstehungsarten in-
einander, ohne daß bisher immer eine einwandfreie Scheidung
möglich wäre.

Wenn nun auch dieser Punkt uns zwar wissenschaftlich nicht
befriedigt, so hat er doch glücklicherweise keine wesentliche Bedeutung in der Praxis; denn das, worauf es hierbei ankommt, das
Behandlungsverfahren, ist in allen Fällen einheitlich und klar
vorgezeichnet. Es gilt, wenn irgendwo, so hier, nicht etwa in der
Hoffnung auf Naturhilfe die Eltern zu vertrösten und abzuwarten,
sondern vielmehr alsbald sachverständige Maßnahmen einzu-
leiten und genügend lange nachdrücklich durchzuführen. Je
früher Sie die angeborenen Klumpfüße anpacken, desto leichter
geben ihre noch weichen Knochen nach, desto leichter läßt sich
die erst geringe Schrumpfung der Weichteile und der Muskeln
überwinden. Sie werden also die Mutter oder die Pflegerin per-
sönlich dazu anleiten, daß sie schon von den ersten Lebenstagen
an sich bestrebt, jedesmal, wenn sie das Kind wäscht, badet,

---

1) Vgl. das aus der v. BERGMANNschen Klinik (1908) stam-
mende Bild 364 eines Mannes und dreier seiner Kinder, die alle vier
beidseitige Klumpfüße haben, im „Handbuche der praktischen
Chirurgie" (5. Auflage, Bd. VI, S. 690, 1923).

trocken legt, mindestens aber am Morgen und am Abend, und
zwar je 5—10 Minuten lang, die der Mißbildung entgegengesetzte
Stellung herbeizuführen. Es gehört dazu ein gewisser Kräfteauf-
wand; doch ist auch weiches Gefühl erforderlich, damit nicht etwa
hierbei die Unterschenkelknochen dicht über den Knöcheln ein-
oder gar durchgebrochen werden. Man umfaßt mit einer Hand
sicher diesen gefährlichen Bezirk und legt die Sohle des Säuglings
in die andere Hohlhand, während deren Daumen auf dem Rücken
des Fußes ruht. Nun wird dieser entgegen dem Supinations- und
Adduktionszwange immer wieder und immer ausgiebiger proniert,
abduziert, sowie dorsalflektiert. Allwöchentlich sollen Sie die Erfolge der Mutter überwachen und eigenhändige Übungen ein-
schalten. Dabei werden Sie bemerken, wie der Fuß mehr und
mehr nachgibt und sich schließlich bereits recht weit herüber-
drängen läßt. Wenn so der Boden im ersten Monat gut vorbereitet ist, folgt im zweiten die erste Sitzung der eigentlichen
Richtung und Feststellung. Nachdem Sie in Narkose nochmals
den Fuß mit der Hand kräftig, aber doch auch wieder vorsichtig
und schonend 20—30 Minuten lang bearbeitet haben — wobei
Hilfsgeräte entbehrlich sind —, legen sie vom Zehenursprunge bis
herauf unter die Schienbeinknorren einen Gipsverband an. Er
soll die übertrieben verbesserte Lage sicher fassen, was an dem
fetten, schwer zu handhabenden Füßchen des Säuglings keine
ganz einfache Aufgabe ist, ohne indessen durch Schnürung venöse
Stauung oder gar völlige arterielle Sperre zu verursachen, und ohne
über den zumal außen vorspringenden Knochenpunkten Druckgeschwüre zu erzeugen. Er muß also hier besonders reichliche
Unterpolsterung aufweisen und allen fünf frei bleibenden Zehen
ihre natürliche Wärme und Durchblutungsfarbe belassen, was
auch in den nächsten Stunden noch wiederholt zu überprüfen ist.

Desgleichen ist sorgfältige Aufsicht in der Folge vonnöten.
Der Gipsverband darf nicht an den Rändern durchgescheuert,
nicht zu weit und auch nicht infolge von Durchnässung mit dem
kindlichen Harne zu weich werden. Man kann dem letzteren
Übelstande durch Überstreichen mit wasserundurchlässigen Stof-
fen, einem Firnisse, oder durch Wasserglasschichten begegnen,
womit freilich Luftundurchlässigkeit in Kauf genommen wird.
Gelangt doch Urin darunter an die Haut des Unterschenkels,
so zersetzt er sich nun erst recht und ruft leicht Ekzeme hervor.
Geht alles gut, so wird der Gipsverband 6 Wochen später nach
wiederholter Knetung des Fußes und in noch stärkerer Über-
treibung der richtigen Stellung erneuert, für weitere 8 bis
10 Wochen. Dann ist meist die gesunde Lage erreicht. Es ist

aber unbedingt erforderlich, sie noch auf längere Zeit hinaus mechanisch beizubehalten durch Verwendung einer kleinen, schuhartigen Vorrichtung, deren Bänder, Federn und Schienen dem Supinations-, Adduktions- und Dorsalflexionszuge dauernd entgegenwirken. Auch während der Nacht bleibt eine entsprechende Hülse liegen. Die Abnehmbarkeit indessen gestattet tägliche Bäder und sorgfältige Massage. So erstreckt sich die gesamte Kur auf etwa 1½ Jahre. Handelt es sich um einen schweren Zustand und will man ganz sichergehen, so beläßt man dem Kinde auch jetzt noch ein Stiefelchen, das mit einer geeigneten leichten Schiene oder einer elastisch am Vorderfuße angreifenden Schlaufe verbunden ist.

Wenn der eben geschilderte Gipsverband, dessen Anlegung in Narkose Sie auch bei unserem, freilich erst spät eingelieferten, aber durch unsere täglichen Bemühungen doch genügend vorbereiteten Säuglinge sogleich beobachten werden, dem Anfänger technische Schwierigkeiten bereitet, so wird er sich zunächst mit sinngemäßen Heftpflasterverbänden begnügen. Das läßt sich um so mehr vertreten, als die Eingipsung immerhin den Fuß für mehrere Monate zur Untätigkeit verdammt, was der Entwicklung seiner Unterschenkelmuskeln und seinem knöchernen Ausbaue keineswegs förderlich sein kann. Bei leichteren Verbildungsgraden darf man daher versuchen, schon frühzeitiger mit einem sonstigen, die Stellung verbessernden Verbande auszukommen, der abnehmbar ist und Massage, Bäder, Laufübungen gestattet.

Im Gegensatze zu dieser recht aussichtsreichen Behandlung der angeborenen Klumpfüße bei den Säuglingen ist in späteren Jahren von unblutigem Vorgehen wenig mehr zu erhoffen; selbst eingreifendere Maßnahmen, wie Durchschneidung der Achillessehne, Ausmeißelung eines Knochenkeiles von der lateralen Kante her, befriedigen selten.

Es kommt eben alles darauf an, daß Sie die Kur möglichst frühzeitig beginnen und sachverständig lange genug durchführen. Dann aber dürfen Sie restlose Heilung zuversichtlich versprechen.

punktion greifen, noch genauer zu erkennen aus dem außerordentlichen Grade der Schmerzhaftigkeit. Danach kann es sich nur
um eine akute Eiterbildung handeln, und zwar um eine versenkt,
retroperitoneal liegende. Hierauf weist Sie das Ödem der be-
deckenden, aber selbst nicht entzündeten Weichteile, sowie die
Psoasmuskelkontraktur hin.

Wir überlegen uns die Möglichkeiten der Herkunft eines solchen
A b s c e s s e s. Aufmerksam sind Sie der Vorgeschichte gefolgt und
kommen mit Recht auf den Verdacht eines Zusammenhanges mit
den vorausgegangenen F u r u n k e l n anderer Körperstellen, vor
allen dem der linken Hand. In der Tat wird öfters von solchen
alltäglichen Erkrankungen aus, selbst wenn sie anscheinend harmlos verliefen und abheilten, besonders aber, wenn die gewöhnliche
Haarbalggrenze durchbrochen wurde und — wie bei unserem
Kranken — Lymphangitis und Thrombophlebitis hinzutraten, der
Infektionstoff in den kleinen Kreislauf und durch ihn hindurch
auch in den großen allerwärts verschleppt. Ein Panaritium, eine
Angina usw. kann ebenfalls Ausgangspunkt sein. Während das
ursprüngliche Leiden scheinbar äußerlich erledigt ist und vielleicht
nur eine gewisse, immerhin verdächtige Abgeschlagenheit fort-
besteht, bilden sich innerhalb mehrerer Tage oder Wochen bald
hier, bald da im Körper Embolien. Aus ihnen heraus entstehen
unter langsamem, von leichtem Fiebergefühle begleiteten oder
unter plötzlichem, mit Schüttelfrost verbundenen Wiederanstiege
der Körperwärme Brustfell- oder Gelenkempyeme, Osteomyelitis,
Meningitis, sowie — bei weitem am häufigsten — ein N i e r e n -
r i n d e n i n f a r k t. Er zerfällt eiterig und bricht durch die Kapsel
in das Paranephron durch. Die Metastasierung erfolgt also nicht,
wie man früher glaubte, von vornherein in das Nierenlager. Dessen
Zellgewebe, ebenso locker angeordnet wie das des Halses und das
des Mittelfellraumes, bietet dieselben günstigen Aussichten für
schnelle und ausgiebige Vereiterung. Liegt der Herd sehr tief
und verzögert sich die Einschmelzung, so setzt sich die Entzündung mehr als schleichende Phlegmone fort, entweder gegen
das Zwerchfell zu und durch dieses hindurch, so daß die Brust-
fellhöhle mitergriffen und dadurch sogar die ursprüngliche Erkrankung verschleiert werden kann, oder auch innerhalb der
Beckenmuskulatur. Im letzteren Falle tun das Bücken des Rumpfes,
die Bewegung des Beines in der Hüfte weh. Es wird zwecks Ent-
spannung der Muskeln eine gekrümmte Lage — eine sogenannte
Reflexkontraktur — bevorzugt, was Ihnen auch unser Kranker
berichtete und zeigte. Die Schwellung seines rechten Beines, die

Ihnen auffiel, erklärt sich ebenfalls aus einer nicht seltenen Auswirkung dieses Leidens: die Eiteransammlung im Paranephron, das entzündliche Infiltrat der genannten Muskeln, das unter der Fascie bis in die Leistenbeuge und in den Oberschenkel sich senkende ödematöse Exsudat erzeugen durch Druck auf die großen Gefäße zunehmende Stauung.

Im ganzen ist mithin die Erkennung einer paranephritischen Eiterung und ihrer unerläßlichen Vorstufe, des metastatisch-embolischen Nierenrindenherdes sowie seines häufig unauffälligen und daher oft mißachteten Ausgangspunktes, hier des Furunkels, nicht schwer. Immerhin kommen Verwechslungen vor: rechts mit Wurmfortsatz- oder Gallenblasenentzündung, mit Nierenkoliken — wie bei unserem Kranken —, mit Rippenneuralgien, mit Brustfelleiterung, mit Hexenschuß (Lumbago). Das Ansehen des Arztes leidet, wenn solche Diagnosen sich durch den weiteren Verlauf als verfehlt erweisen. Gewisse, darauf beruhende irrtümliche Verordnungen, wie Einreibungen, können schaden, zum mindesten aber verschleppend und keinesfalls heilend wirken, z. B. Packungen.

Die richtige Hilfe — wie sonst im Körper, so auch am Paranephron — ist die operative Eröffnung des festgestellten Eiterherdes.

Nur wenn die Abkapselung noch nicht erfolgt zu sein scheint, werden Sie diese durch Leinsamenumschläge zu beschleunigen und die Schmerzen durch Morphiumgaben zu dämpfen versuchen, vorausgesetzt, daß das Allgemeinbefinden noch wenig gestört und sonst keine dringende Anzeige hervorgetreten ist. Aber auch hier soll die abwartende Behandlung aufgegeben werden, sobald ernste Zeichen von Giftaufsaugung oder von Ausbreitung der Entzündung in der Nachbarschaft und in der Ferne sich geltend machen, etwa Eiweißausscheidung mit dem Harne, starke Milzanschoppung, Bauchfellreizung, Brustfellerguß.

Während in solcher Lage die Spaltung breit angelegt werden muß, genügt für den bereits abgekapselten Absceß eine verhältnismäßig kleinere Öffnung. Es wird — in Narkose — ein hinten unter dem Rippenbogen beginnender und nach vorn schräg absteigender Schnitt durch die Haut und die ödematösen Weichteile hindurch bis in den Absceß geführt, die Eitermasse abgelassen und die häufig mehr als Faustgröße erreichende Höhle mit dickem Gummirohr und mit Streifen von einfachem oder von Jodoformmull drainiert. Die Niere selbst kommt hierbei nicht zu Gesicht. Das Bauchfell bleibt unversehrt.

So werden wir auch bei unserem Kranken vorgehen und damit schnell erreichen, daß das Fieber weicht und der Gesamtzustand sich entscheidend bessert. Meist wird endgültige Genesung folgen.

Immerhin müssen Sie auch jetzt noch in Ihrer Vorhersage eine gewisse Zurückhaltung wahren, eingedenk dessen, was Sie heute als Grundlage dieses Leidens kennengelernt haben: das Kreisen der tückischen furunkulösen Eitererreger, der Staphylo-, der Streptokokken im ganzen Körper mit der Möglichkeit weiterer Ansiedelung, weiterer Metastasierung an irgendeiner Stelle, in Knochen, in Gelenken, in den Hirnhäuten, vielleicht auch im Paranephron der anderen Seite selbst.

9. Vorlesung.

Zungenkrebs.

Meine Damen und Herren!

Heute wollen wir uns mit diesem 50 jährigen Gastwirte beschäftigen. Er war bisher nie ernstlich leidend, insbesondere auch
nie geschlechtskrank. Aus seiner Ehe stammen fünf gesunde Kinder. Fehlgeburten kamen nicht vor. Sein Beruf brachte es mit
sich, daß er reichlich geistige Getränke genoß. Auch hat er viel
geraucht. Hierdurch ist nach seiner Ansicht die Zunge in den
letzten Jahren pelzig und rissig geworden, was ihn aber kaum
belästigte. Damit, daß seit ungefähr drei Monaten das Schlucken,
zumal fester Speisen, etwas behindert wurde, hätte er sich ebenfalls abgefunden, wenn nicht brennende Schmerzen im Munde
hinzugetreten wären. Sie strahlten in der Folge anfallsweise, außer
in den Rachen, in das rechte Ohr aus. Indessen erachtete dieses
ein Facharzt für gesund. Er besänftigte den Mann. Währenddem
stellte sich auch noch „Reißen“ in den Zähnen des gleichseitigen
Unterkiefers ein. Sie schienen lockerer und länger zu werden.
Ein zu Rate gezogener Dentist erklärte, vermutlich an Alveolar-
pyorrhoë denkend, daß neben übermäßiger Zahnsteinbildung
Wurzeleiterungen mit Zahnfleischschwund und entzündlichen
Wucherungen vorlägen. Nach vergeblicher sonstiger Behandlung,
so mit Spülungen und Gurgelwasser, entfernte er drei der stockigen,
angeblichen Störenfriede und glättete die Zacken einiger anderer.
Weil jedoch die Beschwerden sich nicht besserten, vielmehr das
Sprechen sowie die Ernährung litten und schnelle Abmagerung
einsetzte, wurde erneut ein Arzt in Anspruch genommen. Er
entdeckte eine „wunde Stelle“ an der rechten Zungenhälfte,
wendete zunächst hinhaltend drei Wochen lang Zink- sowie
Höllensteinätzungen an und empfahl schließlich, als ihn wohl

doch Befund und Verlauf zu beunruhigen begannen, die Untersuchung in der Klinik.

Der kräftig gebaute, fieberfreie Mann weist einen noch leid-
lichen Ernährungszustand auf. Doch sieht er blaß und angegriffen aus, wofür wir an den Organen des Rumpfes keine Unterlage ermitteln können.

Er spricht undeutlich, etwas anstoßend.

Sein Gebiß ist schlecht gepflegt und vorzugsweise am rechten
Unterkiefer lückenhaft. Von den schmierig-eitrig belegten Zahn-
hälsen hat sich das gerötete und geschwollene Fleisch zurück-
gezogen. Beim Herausstrecken der vielleicht etwas vergrößerten
Zunge bleibt deren rechter Anteil unverkennbar zurück. Ihr
Rücken ist überzogen von einer weißlichen, dicken Kruste, die sich
nicht abstreifen läßt, und wirr durchsetzt von mehr oder weniger
tiefen Buchten. Die verbliebenen Unterkieferzähne haben sich in
die teigigen Ränder der Zunge eingedrückt. An deren rechter,
seitlicher Kante, etwas hinter der Mitte, erblicken Sie in der un-
gefähren Flächenausdehnung eines Markstückes innerhalb eines
steilen, unregelmäßig eingekerbten, stellenweise überhängenden
Walles, der seine Umgebung bis um dreiviertel Zentimeter über-
ragt, einen von Epithel entblößten Krater. Aus seinem unebenen,
schmierig graugelblichen Grunde ragen einzelne Granulations-
pfröpfe hervor, von denen einer ein kleines Blutgerinnsel trägt.
Die sichtbare Anschwellung dehnt sich ohne scharfe Grenzen
nach vorn und nach hinten auf die Unterfläche der Zunge, rechts
seitlich auf den Alveolarfortsatz aus.

Nunmehr schließen Sie die Betastung an, und zwar unter
Benutzung eines Gummihandschuhes, wie bei jeder Mundhöhlen-
untersuchung und ganz besonders hier, wo Ihre Hand sonst von
dem zersetzten Gewebe aus Schmutzstoffe und Keime übernehmen
und verschleppen könnte. Da sehen Sie zunächst bei leichtem
Drücken von der Seite her aus den Furchen des Geschwüres
kleine weißliche Pfröpfe hervortreten. Ferner erweist sich im
Vergleiche mit der linken, weichen Zungenhälfte die rechts-
seitige Geschwulst einmal als außerordentlich derb, ja in ihren
aufgeworfenen Rändern als knorpelhart, ferner als über den
bloßen Augenschein hinaus weit in die Nachbarschaft fortge-
schritten. Sie läßt sich nicht für sich allein, sondern nur mit
der Zunge im ganzen, freilich nur wenig, hin und her bewegen.
Diese weicht auch nicht, wie gewöhnlich, dem untersuchenden
Finger aus. Vielmehr haftet sie starr und breit an ihrer Unterlage, deren Widerstand Sie deutlich wahrnehmen. Ein bleistift-

dicker, derber Strang führt nach hinten und verliert sich im Zungengrunde.

Auch von außen, in der rechten Submaxillargrube eindrückend, erkennen Sie die allseitige Verdickung des Mundbodens. Unter dem linken Unterkiefer heben sich dagegen 3—4 umschriebenere, haselnußgroße, rundliche, wenig verschiebliche Knoten ab, die Sie als verhärtete Lymphdrüsen ansprechen werden. Sie entdecken einige ebensolche schließlich auch noch, am vorderen Rande des rechten Kopfnickermuskels in die Tiefe gehend, bis herab etwa zur Ringknorpelhöhe.

Dabei fällt Ihnen auf, daß der Zungenherd nicht wesentlich druckempfindlich ist, und daß erst recht die Abtastung der Anschwellungen am Halse gar keine Schmerzen hervorruft. Das ist wichtig; denn wären solche vorhanden, so würde das ein deutlicher Fingerzeig auf entzündliche Vorgänge sein.

Sie hegen aber wohl schon selbst einen ganz anderen Verdacht. Das in kurzer Zeit so erheblich emporgewucherte, an seiner Oberfläche schon wieder zerfallende Gewebe kann nur einer Neubildung angehören. Sie rechnet sicherlich zu den bösartigen Gewächsen, wie z. B. der schnelle, massige Einbruch in die Umgebung und in die zugehörigen Lymphbahnen verrät, und darunter im besonderen zu den carcinomatösen, wofür u. a. die tastbare Härte und das Auftreten bei einem älteren Manne sprechen.

In der Tat haben Sie nach Vorgeschichte, Verlauf und jetzigem Befunde das Schulbeispiel eines Zungenkrebses vor sich.

Er entwickelt sich — wie auch bei unserem Kranken — mit Vorliebe dann, wenn der Mutterboden durch gewisse Schädlichkeiten vorbereitet ist, — in einer Mundhöhle, die durch vieles Rauchen, durch reichlichen Genuß geistiger Getränke, durch ein schlecht sitzendes künstliches Gebiß immer wieder gereizt wird, oder deren Zähne mit Zahnstein reichlich besetzt, stark angefault, scharfkantig sind und deren Zahnfleisch sich entzündet hat, — an einer Zunge, an der zackige Zähne scheuern oder die bereits ein, zwei, drei Jahre lang unter rissiger Epithelverdickung, der von Ihnen soeben festgestellten Leukoplakie, leidet, — oft auch in einem Körper, den insgesamt die Lues durchseucht hat. Behaupten doch französische Ärzte geradezu, das Carcinom des syphilitischen Rauchers sei der Zungenkrebs. Häufiger freilich ist er nicht die Folge, sondern das ursprüngliche Leiden; es trifft nur zufällig zusammen mit den eben genannten Störungen, die freilich dann den Blick von seinem wahren Wesen ablenken und eine verschleppende Behandlung mit Spülungen, Pinselungen usw. verschulden.

Meist sitzt die hügelige Wucherung in der Mitte oder an der Grenze des zweiten und des hintersten Drittels eines Seitenrandes und der angrenzenden Unterfläche der Zunge. Vom Plattenepithel der Schleimhaut ausgehend, schreitet sie sowohl in der Fläche wie in der Tiefe fort, um schnell zu einem hart umrandeten, zerklüfteten Geschwüre zu zerfallen, das auf Druck — wie hier — verhornende Krebsnester perlenartig hervortreten läßt. Aber auch der seltenere, der Zellauskleidung der Drüsenbuchten entstammende tiefe Krebsknoten bricht früh nach außen durch. Sehr bald stellen sich, befördert durch Bewegungen der Zunge, durch Berührung mit harten Nahrungsmitteln, Blutungen, dann auch stinkende Jauchung ein. Wenn gelegentlich das sichtbare Geschwür zunächst noch klein bleibt, ist trotzdem auch dann schon sehr eindrucksvoll die über seinen erhabenen, harten Rand weit, selbst über die Mittellinie hinaus vorgestoßene, derbe Verdichtung der Nachbarschaft. So wird die Zunge eine unbewegliche, mit dem Mundboden fest verwachsene, geschwürige Masse. Ein derartiger Krebs ergreift in Kürze sogar den Kiefer, den Kehldeckel, die Gaumenbögen. Daraus ergeben sich Behinderungen der Sprache, des Kauens und des Schluckens. In der Tiefe werden die Zungennervenstämme um- und durchwuchert. Sie teilen über ihre zahlreichen Verbindungsäste den angrenzenden Gefühlsbahnen ihre Erregungen mit, die nunmehr weithin, in den Schlund, in die tieferen und seitlichen Gesichtsteile schmerzhaft ausstrahlen.

Fast noch bezeichnender als das ungestüme örtliche Wachstum ist die ungemein frühzeitige Ausbreitung im Lymphgebiete. Die Bedingungen hierfür sind allerdings — und darin liegt mit das Verhängnis dieses Leidens — hervorragend günstig. Dem hier sehr regen Saftstrome dient ein reiches, wirres Netz breiter Spalten, das ohne mediane Scheidewand beide Zungenhälften durchsetzt. Ebenso unbehindert geht der Abfluß sowohl nach rechts als auch nach links in die unter dem Kinne, unter den wagerechten Unterkieferästen, an den großen Gefäßen herunter bis zu den Oberschlüsselbeingruben gelegenen Gruppen von Drüsen vor sich, in denen dann die verschleppten Aftermassen fast noch schneller und noch üppiger sich entfalten als am Ursprungsherde selbst. Besonders gern befällt die Krebsaussaat beiderseits einige Lymphknoten, die in oder unter die Unterkieferspeicheldrüse gebettet sind, sowie eine Einzeldrüse, die an der Vena jugularis interna über der Teilung der großen Halsschlagader (Carotis) zu sitzen pflegt.

Die letzteren Erfahrungen sind, wie Sie nachher noch hören werden, operativ-technisch wichtig. Darüber hinaus hat für die Diagnose große Bedeutung die Beteiligung der eben erwähnten Carotisgabel-Drüse wie überhaupt die baldige und erhebliche Anschwellung der der Betastung zugänglichen Halslymphknoten und insbesondere auch die frühzeitige, manchmal zunächst sogar alleinige schmerzlose Verhärtung von Drüsen gerade der dem Krankheitsneste entgegengesetzten Körperseite. Eine Ausstreuung rechts und links fällt Ihnen ja auch bei unserem Kranken auf. Er bietet Ihnen desgleichen örtlich die erwähnten üblichen diagnostischen Hauptmerkmale, den an gewohnter Stelle in kurzer Zeit emporgeschossenen, harten Krebsknoten mit seiner baldigen schmierig stinkenden Verschwärung auf bei Betastung erstaunlich breiter, derber Unterlage. Die zu deren geringer Druckempfindlichkeit in starkem Gegensatze stehenden quälenden Anfälle von Rachen- und Ohrenschmerzen sind diagnostisch besonders wertvoll. Wir erinnern uns dabei an ähnliche warnende Wegweiser innerhalb anderer ernster, manchmal zunächst verborgener Zustände, so an die ischiasartigen Schmerzen bei Krebs des Mastdarmes, an „Neuralgie" oder „Rheumatismus" der Nackenmuskulatur bei dem des Kehlkopfes oder auch an die Empfindlichkeit gesunder Zähne bei Erkrankungen ihrer unmittelbaren oder entfernteren Nachbarn.

Wenn Sie schließlich noch die allgemeinen Hinweise zusammenfassen: das männliche Geschlecht, das erfahrungsgemäß ganz überwiegend betroffen ist, das höhere Lebensalter unseres Mannes, den gewohnheitsmäßigen Mißbrauch von Nikotin und Alkohol, das chronische Vorläuferleiden in Gestalt der Leukoplakie, die Abmagerung und die Blutverarmung, so haben Sie unsere vorweggenommene Diagnose nunmehr recht fest gestützt.

Immerhin wollen wir in unseren Erhebungen noch andere geschwürige Vorgänge an der Zunge nicht unbeachtet lassen.

Ein auf Verletzung zurückzuführendes einfaches Dekubitalgeschwür freilich kann angesichts dieser vorgeschrittenen Veränderungen zweifellos nicht mehr in Frage kommen. Aber auch im Beginne ist eine alleinige derartige Ursache ohne weiteres ausschließbar, wenn — wie bei unserem Kranken — trotz Glättung oder Entfernung verdächtiger Zähne und ihrer Reste nicht sogleich Abheilung eintritt.

Schwieriger ist bisweilen die Abgrenzung gegen chronisch spezifische Geschwüre der Zunge.

Selten steckt eine Strahlenpilzerkrankung (Aktinomyces) dahinter; ihr eigen ist u. a. das Nebeneinander von breiter brettharter Gewebsverdichtung und von fistelnden Erweichungsherden.

Häufiger liegt eine spätsyphilitische sklerosierende oder gummöse Glossitis vor. Nun kennzeichnet sich aber das Gumma dadurch, daß es kaum ausstrahlende oder überspringende Schmerzen hervorruft, und daß es auch die Drüsen nicht so schnell und so ausgedehnt beteiligt. Es bevorzugt ferner die Spitze, die vordere Kante, den Rücken der Zunge und weist nach dem Aufbruche scharfe, steile, weiche Grenzen sowie speckigen Grund auf.

Bietet der Kranke etwa an Lunge oder Darm die Anzeichen einer Tuberkulose dar, so kommt diese Genese auch für ein in der Ein- oder Mehrzahl vorhandenes Geschwür des Rückens der Zunge oder ihrer Seiten in Betracht. Seine Ränder sind schlaff und unterhöhlt; der matte Boden zeigt hie und da graugelbe Knötchen sowie dünnen Eiter; Unterlage und Umgebung bleiben weich.

Die klinische Untersuchung liefert Ihnen also eine ganze Reihe trefflicher Anhaltspunkte für die Differentialdiagnose.

Ist aber gelegentlich doch einmal Klärung nicht erreichbar, so dürfen als letzte Hilfsmittel keinesfalls solche verwendet werden, mit denen kostbare Zeit vergeudet wird. Es ist unverantwortlich, etwa den Einfluß einer längeren Syphiliskur abwarten zu wollen. Aber auch der schließlich noch verfügbare Probeausschnitt ist so einzurichten, daß ihm auf dem Fuße die histologische Untersuchung und bei bösartigem Befunde die Operation folgen können. Sonst würde unfehlbar, da der Krebs der Zunge noch weniger als ein solcher anderer Organe Reizungen, zumal eine derartige Verwundung verträgt, von der kleinen Entnahmestelle aus üppigste Wucherung der Aftermassen einsetzen. Andererseits muß aber doch die Excisio probatoria jedesmal, wenn das Wesen des Leidens nicht völlig einwandfrei erkennbar ist, unbedingt verlangt werden, angesichts der schweren Folgezustände der Operation, die ja, wie Sie gleich erfahren werden, so gründlich wie möglich auszuführen ist.

Denn nur ein solches rücksichtsloses Eingreifen gibt uns die Möglichkeit, die überaus trübe Prognose des Zungenkrebses wenigstens einigermaßen aufzuhellen. Er übertrifft an Bösartigkeit weit die Carcinome gewisser anderer Körperbezirke, z. B. die des Magens oder des Mastdarmes, und hat hierin seinesgleichen vielleicht nur noch im Markschwamme der Brustdrüse sowie im Krebse der Portio uteri oder der Gaumenmandeln. Sie haben vorher gehört und sich selbst davon überzeugt, wie rasend schnell er in die Umgebung einbricht und auf den Lymphstraßen voraneilt. Obgleich er im Gegensatze hierzu selten Tochterherde in ferneren Körperteilen setzt, so bringt er doch durch seine Verheerungen in Mundhöhle und Halsdrüsenbezirk unter den Erscheinungen der Sepsis, der Aspirationspneumonie, der Arrosionsblutungen in wenigen Monaten den Tod. Hartnäckig ist weiterhin die postoperative Neigung zu Rückfällen. Dagegen können wir vorbeugenden Schutz auch nicht durch Röntgen- oder durch Radium- oder durch Mesothoriumkuren erzielen.

Noch viel weniger befriedigt hat das Bestrahlungsverfahren im Gebiete der Behandlung. Hier schließt es sogar die Gefahr in sich, daß der einzig richtige Entschluß verpaßt wird, nämlich der zum frühen chirurgischen Eingriffe.

Freilich bleibt angesichts der besonderen Art und der eigenen anatomischen Bedingungen des Zungenkrebsleidens vorher noch zweierlei zu bedenken: einmal kann auch der erfahrenste und geschickteste Operateur nicht durchweg restlose und vor allem nicht dauernde Befreiung von dem unheimlichen Feinde versprechen; dann aber ist der Eingriff in seiner nachher noch näher zu beschreibenden zweckmäßigsten Gestalt, nämlich der Ausrottung der ganzen oder fast der ganzen Zunge, technisch nicht einfach und auch in mancher Hand immer noch recht blutig, jedenfalls aber außerordentlich verstümmelnd. Zunächst geht das Sprachvermögen, wenigstens zum größten Teile und auf Jahre hinaus, zu Verlust. Gleichwohl ist diese Einbuße, wenn sie nicht gerade einen im öffentlichen Leben oder in seinem Berufe auf lautes Reden angewiesenen Menschen trifft, von untergeordneter Bedeutung gegenüber einem so heimtückischen Leiden. Viel schwerer wiegt der Umstand, daß die Hebung der Zunge bei der Beförderung von Mundschleim und Speichel, von Trinkflüssigkeit und festen Bissen in den Schlund sowie der gleichzeitige schützende Verschluß des Kehlkopfeinganges aufs Spiel gesetzt werden. Aus der darauffolgenden groben Störung der Schlucktätigkeit ergeben sich — wie schon erwähnt — Ernährungshemmnisse und Aspirationsgefahren.

Trotz alledem drängt die Aussicht, manchen Kranken zum mindesten mehrere Monate, ja einige Jahre länger dem Familienleben und sogar einer gewissen Erwerbstätigkeit erhalten zu können, den Chirurgen zur Operation.

Für letztere kommen zuvörderst einige allgemeine Gesichtspunkte in Betracht.

Gegenüber der Schnelligkeit, mit der gerade dieser Krebs das umgebende Gewebe ringsum durchsetzt und auf den Lymphstraßen des gesamten Zungenkörpers und beider Halsseiten vorwärts strebt, sind selbst einer anscheinend noch kleinen Geschwulst gegenüber einfacher keilförmiger oder tangentialer Ausschnitt, ja sogar Wegnahme nur einer Hälfte des Organs völlig unzureichend. Dagegen sind die Totalexstirpation mit Opferung des befallenen Mundbodens und des etwa bereits ergriffenen Unterkieferteiles sowie die Ausräumung aller, auch der nicht erkrankten Lymphknoten einschließlich beider Submaxillarspeicheldrüsen aus dem vorderen und den seitlichen Halsgebieten, nötigenfalls herunter bis zu den Oberschlüsselbeingruben dringend angezeigt. Diese radikale Maßnahme darf nur in einem Punkte etwas eingeschränkt werden. Man wird, wenn es irgend angängig ist, den Kehldeckel mit einem schmalen, etwa 1 cm breiten Saume der hinteren, noch beweglichen Zungenmasse, auf die als Widerlager er sich stützen kann, und damit eine gewisse Möglichkeit des Sprechens, des Schluckens sowie des Luftwegeschutzes zu erhalten suchen, also, wo immer angängig, die Ausrottung nur „subtotal" ausführen. Selbstverständliche Vorbedingung für einen derartig ausgedehnten Eingriff an einem so blutreichen Organe, wie es die Zunge ist, und in dem von wichtigen Gebilden angefüllten Mundboden und Halsbezirke ist die Schaffung eines breiten Zuganges, der gute anatomische Übersicht und volle Handlungsfreiheit, vor allem sichere Beherrschung der Blutung und zuverlässige Verhütung der Aspiration gewährleistet. Wir können uns nicht begnügen mit dem Arbeiten an der möglichst weit herausgeleiteten Zunge innerhalb unversehrter Mundhöhlenwandungen, auch nicht unter Hinzufügung querer Wangenspaltung. Das Eindringen durch die Weichteile zwischen Kinn und Zungenbein (Pharyngotomia suprahyoidea nach BILLROTH) gibt ebensowenig ausreichenden Spielraum. Man muß sich schon entschließen, grundsätzlich den Unterkieferbogen selbst aufzusperren. v. LANGENBECK und nach ihm v. BERGMANN wählten hierfür den rechten oder den linken wagerechten Ast, wobei sie von einem queren Submaxillarschnitte ausgingen. TH. KOCHER dagegen vertrat die Durchsägung des Unterkiefers in der Mittellinie. In der Tat ist mit diesem Verfahren der Wahl die Aufgabe am besten gelöst. Es drängen sich dann noch die Fragen der Blutstillung und der Schmerzbetäubung auf. Sie waren früher und sind noch heute eng verbunden. Solange es nur Allgemeinbetäubung gab, fürchtete man die mächtige

Blutung während des erheblichen Eingriffes besonders deshalb, weil sie leicht zur Aspiration in der Narkose führte. Somit blieb damals nichts anderes übrig, als die Unterbindung der Arteria lingualis, der Arteria maxillaris externa oder sogar der Arteria carotis externa am Orte der Wahl vorauszuschicken und hierauf am hängenden Kopfe unter nur oberflächlicher Betäubung zu operieren. Trotz aller dieser Hilfsmittel verlief die ganze Tätigkeit entsetzlich aufregend, nach dem Urteile selbst eines operativen Meisters, wie es v. Langenbeck war, als größte technische Leistung, die man von einem Chirurgen verlangen konnte. Sie hat indessen glücklicherweise ihre Schrecken verloren, seit wir die örtliche und die Leitungsanästhesierung kennen und beherrschen. Diese hebt, obwohl im Mittelpunkte des Vorgehens eines der empfindlichsten Organe steht, jeden operativen Schmerz völlig auf. Dabei bleibt die Fähigkeit des Aushustens gewahrt. Außerdem wird Suprarenin mit eingespritzt. Es bringt gerade die kleinsten Gefäße, aus denen sonst das Blut, wie Wasser aus einem Schwamme, reichlich hervorquillt, zur Zusammenziehung. Infolgedessen genügt es durchaus, die Adern erst bei ihrer Durchschneidung in der Wunde selbst zu fassen. Freilich muß dann die endgültige Gefäßversorgung besonders sorgfältig geschehen, damit nicht noch nach dem Aufhören der Nebennierenwirkung bedenkliche Blutungen einsetzen und nachträglich Ansaugung in die Luftröhre und Erstickung oder mindestens Lungenentzündung verursachen.

Nach diesen allgemeinen Richtlinien sei Ihnen die Einzeltechnik nur mehr kurz geschildert.

Bei unsicherer Diagnose wird zunächst, wie wir schon vorher besprachen, ein Stückchen aus dem verdächtigen Gewebsbezirke herausgeschnitten und sofort mit Hilfe des Gefrierverfahrens gehärtet, geschnitten und von einem geschulten Histologen durchmustert. Bestätigt sich das Vorliegen eines Krebses, oder besteht darüber von vornherein kein Zweifel, so holt man die Zunge an einem durch ihre Spitze gestochenen, starken Seidenfaden nach der gesunden Seite zu hervor und führt median durch die Unterlippe bis unter das Kinn herab einen Schnitt, der hier nach rechts und nach links umbiegt und ausläuft. Man löst die Lappen ab und schlägt sie jederseits zurück. Nun werden beide Submaxillarspeicheldrüsen und alle Lymphknoten im Zusammenhange mit dem die zu- und ableitenden Saftbahnen enthaltenden Fett- und Bindegewebe vorn, rechts und links am Halse, und zwar weit genug herab entfernt. Dabei unterbindet man die sich einstellende rechte und linke Arteria lingualis. Der Unterkiefer wird nun freigelegt, gleichfalls in oder dicht neben der Mittellinie — wenn nötig,

nach Entfernung eines oder zweier mittlerer Schneidezähne —
mit der Giglisäge durchsetzt und mit eingesetzten Knochen-
haken, wie eine Flügeltür, breit aufgeklappt. Jetzt durchtrennt
man schichtweise den Mundboden und schneidet seinen krebs-
verseuchten Teil im Gesunden heraus. Die weit herausgeleitete
Zunge selbst wird an ihrem Grunde, wenn möglich 1 cm vor dem
Kehldeckel, Schritt für Schritt abgetragen, indem man nach jedem
kleinen Schnitte die Stumpfränder sofort vereinigt. Hierauf legt
man die beiden Kieferhälften wieder zurück und befestigt sie mit
einigen Nähten aneinander. Darüber werden die Weichteile geschlossen. Das Zurücksinken des Zungenstumpfes ist dadurch
zu verhindern, daß einige seiner Nahtfäden lang gelassen, straff
angezogen und um die Zähne geknüpft werden. Da sich aber
unsere Maßnahmen vorwiegend in der unsauberen Mundhöhle ab-
spielen, kann die Wunde nicht keimfrei bleiben, wenn auch eine
schwere Infektion selten erfolgt. Von vornherein ist daher für guten
Abstrom der bald reichlich einsetzenden Wund- und Speichel-
absonderung am Halse heraus durch Mullstreifen und Drainröhren
zu sorgen. Es darf keinesfalls innen zu Ansammlungen kommen,
die Anlaß zu Schluckbewegungen und zur Einsaugung in die
Atemwege geben würden.

Hatte das Carcinom bereits den Kiefer befallen, so wird dessen
erkrankter Bezirk beiderseits durchsägt und samt dem damit
verbackenen Mundboden mit weggenommen. In die Knochen-
lücke fügt man sofort ein vorläufiges Hartgummischaltstück ein,
dessen nadelartige Spitzen in den Nervgefäßkanal des rechten
und des linken Stumpfes des Unterkiefers eingestoßen werden.
Es hält dessen Bogen ausgespannt und wird durch eine endgültige
Prothese oder durch eine an den verbliebenen Zähnen verankerte
Brückenvorrichtung ersetzt, wenn es sich im Laufe der Nachbehandlung lockert.

Im übrigen erfordert diese größte Sorgfalt und liebevollstes
Verständnis. Sonst können noch in den nächsten Tagen nach der
Operation Aspiration sowie Lungenentzündung eintreten und den
Tod bringen. Zwar ist die Gesamtmasse der drüsigen Speichelorgane
durch den Fortfall der Glandulae submaxillares und sublinguales
erheblich herabgesetzt. Aber die rechte und die linke Parotis entwickeln unter dem Reize der Heilungsvorgänge alsbald erhöhte
Tätigkeit. Der abgesonderte Speichel und der Wundsaft ver-
leiten trotz guter Drainage und häufigen Austupfens doch nur
zu leicht zum Fehlschlucken. Jedesmal, wenn sich dessen Folgen
durch Röcheln des Kranken verraten, sollen ihn deshalb bei Tag

und bei Nacht unermüdliche Pflegepersonen mit Nachdruck und Geschick zum Aushusten anhalten, unter Heranziehung von Inhalationen.

Damit Störungen der eben erwähnten Art nicht auch noch durch die Nahrungs- und Getränkezufuhr verschuldet werden, hat diese in der ersten Zeit mit Hilfe des am Schlusse der Operation von der Nase aus durch den Rachen und die Speiseröhre eingeführten Dauermagenschlauches künstlich zu erfolgen. Erst nach und nach muß der Kranke, dessen den Schluckvorgang reflektorisch regelnde Nerven ja größtenteils unterbrochen worden sind, unterstützt und belehrt von seiner ihn sachverständig betreuenden Umgebung, das Schlucken wieder richtig lernen. Nun verstehen Sie erst ganz, warum wir bei Erörterung des Operationsplanes der tunlichsten Erhaltung des Kehldeckels samt einem beweglichen Zungensaume so große Bedeutung beimaßen.

Diese Schutzmaßnahme ist außerdem sehr wertvoll für den Ausgleich der schweren Sprachmängel. Konnte sie durchgeführt werden, so ist öfters schon im unmittelbaren Anschlusse an den Eingriff ein Stammeln möglich. Weiterhin erteilen Arzt und Sprachlehrer planmäßigen Unterricht. Sind guter Wille und Lerneifer vorhanden, so wird nach und nach zwar keine hell tönende Stimme, aber doch eine oft erstaunlich gute Verständigungsmöglichkeit zurückgewonnen. Wir können Ihnen hierzu eine packende eigene Beobachtung beibringen: einer unserer Operierten, ein Geistlicher, durch mehrere Jahre hindurch von uns nachbeobachtet, vermochte sein Seelsorgeamt wieder zu versehen. Ein anderer unserer Kranken, ein jetzt 53 jähriger Mann, dem hier vor $7^1/_2$ Jahren fast die ganze Zunge weggenommen wurde, verrichtet als Wagenschmied volle Arbeit, ist im Essen und Trinken nicht behindert und hat durch Übung eine Sprache wiedererlangt, die nicht nur genügend klar und deutlich, sondern auch überraschend laut ist. Dazu hat bei ihm eine zunehmende Verziehung der Gaumenbögen nach vorne wesentlich beigetragen.

Gegenüber diesen ernsten Nachwehen der Operation macht uns der eigentliche Wundverlauf meist nur geringere Sorgen. Obwohl der Eingriff zum größten Teile in schwer infiziertem Gebiete sich abspielte, kleidet sich die Höhle doch bald mit Granulationen, später mit Schleimhaut aus. Immerhin dauert die vollständige Vernarbung geraume Zeit.

Mußte ein Teil des Unterkiefers mit geopfert werden, so bewerkstelligt nach Wochen an Stelle der vorläufigen Schienung der Zahnarzt den künstlichen endgültigen Ersatz, worüber wir uns ja bereits unterhalten haben. Eine operative Ergänzung der Lücke, etwa durch freie Knochenautoplastik aus einer Rippe oder einem Darmbeinkamme, kommt mit Rücksicht auf das bösartige Grundleiden nur selten in Betracht.

Immerhin werden Sie auch bei anscheinend glücklichem Verlaufe Ihren Schutzbefohlenen dauernd aufmerksam im Auge behalten, da Ihnen jetzt geläufig ist, wie sehr leider an Zungenkrebs Operierte zu Rückfällen neigen.

Stellen sich während der nächst folgenden Monate und Jahre erneute Beschwerden und örtliche Veränderungen in der Ihnen bekannten Weise ein, so werden Sie sich, den Kranken und seine ängstlichen Angehörigen nicht ohne weiteres mit der Annahme von Narbenbeschwerden beruhigen. Sie werden vielmehr ein Rezidiv erwägen und auch für dieses chirurgischen Rat sowie, wenn möglich, operative Hilfe schleunigst nachsuchen, — eingedenk dessen, daß nur frühester blutiger Eingriff diesem unheimlichen und grausamen Feinde gegenüber Aussichten hat, daß dagegen alle konservativen Maßnahmen einschließlich der Röntgenbehandlung lediglich verhängnisvolle Verschleppung mit sich bringen.

Freilich in verzweifelter Lage, bei Inoperabilität dürfen wir dem bedauernswerten verzagenden Kranken neben sonstiger Fürsorge den wenn auch schwachen Trost der Strahlenkur auf keinen Fall versagen.

Hasenscharte — Wolfsrachen.

Meine Damen und Herren!

Dieses, ihr 6 Monate altes Kind stellt uns eine Frau vor, die selbst gesund und gut gebaut ist. Seine beiden älteren Geschwister sind ebenfalls wohlgebildet, wie die gesamte übrige Verwandtschaft. Nach ungestörter Schwangerschaft kam der Knabe rechtzeitig und ohne Schwierigkeiten zur Welt, war aber nur $5^1/_2$ Pfund (2750 g) schwer und dazu äußerlich erschreckend verunstaltet. Er konnte trotz eifriger Versuche der erfahrenen Mutter nicht regelrecht gestillt, nicht zum Saugen gebracht werden. Man mußte sich schließlich darauf beschränken, ihm abgepumpte Brustmilch mit dem Löffel in kleinen Mengen einzugeben. Häufig aber verschluckte er sich dabei, erbrach oder hustete und verweigerte dann jede weitere Nahrungsaufnahme. Bald entzündete sich die Mundschleimhaut, so daß das Trinken fast unmöglich wurde. Trotz liebevoller Pflege traten zunächst eine Lungenentzündung, dann Durchfälle ein, die nur mit Mühe überwunden wurden.

Es fällt Ihnen alsbald auf, daß unser Säugling in seiner Gesamtentwicklung erheblich zurückgeblieben ist. Die welke, fast greisenhafte Haut deutet auf Unterernährung hin.

Sofort bringen Sie diese in ursächlichen Zusammenhang mit der ungewöhnlichen Form seines Gesichtes, die außerdem in der Tat höchst abstoßend wirkt. Sie bemerken, daß der Mund sich aufwärts, links von der Mittellinie, fortsetzt in eine tiefe Furche. Von rosaroter Schleimhaut rings umsäumt durchschneidet sie die ganze linke Oberlippe und geht, sich zuspitzend, in das linke Nasenloch über. Diesem fehlt also sein unterer Rand. Es ist erheblich vergrößert. Darüber legt sich breit und platt der linke

Nasenflügel. Die Asymmetrie der ganzen Nase wird noch verstärkt dadurch, daß deren an sich richtig gebaute rechte Öffnung nach oben gedrückt ist, weil der rechts vom Spalte verbleibende Teil der Oberlippe sich wulstig heraushebt, samt seiner knöchernen Unterlage. Auch dieser fehlt nämlich der Zusammenhang nach links hin. Vielmehr nehmen Sie jetzt, bei näherer Betrachtung, wahr, daß in der Tiefe der linken Lippenscharte der Oberkieferbogen ebenso klafft, und zwar im Bereiche nicht nur seines bisher zahnlosen Alveolarfortsatzes, sondern auch noch des wagerechten Gaumendaches. Der Riß verläuft links seitlich entlang der Mittellinie am unteren Rande des Pflugscharbeines nach hinten. Schließlich sehen Sie das Segel des weichen Gaumens und das Zäpfchen gleichfalls durchtrennt, hier in der Mittellinie. Demnach besteht zwischen Mund- und Nasenhöhle eine durchgehende, vorn breite, hinten schmälere Verbindung. Sie haben nicht nur eine vollständige **Hasenscharte**, sondern außerdem einen **Wolfsrachen**, eine linksseitige **Lippen-Kiefer-Gaumenspalte** (Cheilognathouranoschisis) vor sich.

Daß eine solche **zurückzuführen** wäre etwa auf eine Verletzung oder auf Entzündung und geschwürigen Zerfall, z. B. infolge von Lues, ist auszuschließen. Sie vermissen ja Narben und alle Zeichen dafür, daß sich vielleicht Gewebsteile abgestoßen hätten. Ferner spricht die gesunde Schleimhautumgrenzung der Oberlippenfurche dagegen. Der Knabe war schon gezeichnet, als er auf die Welt kam. Sicherlich ist innerhalb der regelrechten Entwicklung etwas ausgeblieben.

Die letzte Ursache einer solchen echten angeborenen Mißbildung ist uns nicht bekannt. Man hat angenommen, daß die Grube infolge von ungewöhnlichen Einlagerungen, von äußerem Druck, von Abschnürung durch Amnionstränge offengehalten sei. Da der Fehler aber häufig vererbt wird oder auch zusammen mit anderen fötalen Abweichungen, Spina bifida, Klumpfüßen, Angiomen usw., vorkommt, ist er doch wohl viel früher, nämlich im Keime selbst, verankert; sei es, daß es diesem an bestimmter Stelle an Masse fehlt, sei es, daß er eine mangelhafte Wachstumsneigung in gewisser Richtung hat.

Von dem geheimnisvollen Dunkel des Ursprunges hebt sich glücklicherweise der **Hergang** einer solchen Entwicklungshemmung klarer ab. Ihr Wesen liegt darin, daß an Orten embryologischer Buchten paarige, aufeinander zustrebende Gebilde unter sich oder mit einer der Körpermittellinie eigenen Anlage nicht zur Vereinigung kommen, daß sich die zwischen ihnen befindlichen Schluchten nicht durch Verwachsung aus der Tiefe heraus schließen.

Um das zu verstehen, vergegenwärtigen Sie sich die Entwicklungsgeschichte des menschlichen Gesichtes. Es ist bis zur 6. Fötalwoche schon fertig geformt. Von da ab sind die symmetrischen Teile verschmolzen. Also bereits vor diesem Zeitpunkte müssen solche Störungen, wie sie unser Säugling seit seiner Geburt aufweist, sich ausgewirkt haben.

Nun geht das Gesicht von oben aus der Stirnkappe, von beiden Seiten aus dem ersten Kiemenbogen hervor.

Dessen rechte und linke Hälfte treffen, als untere Begrenzung der ursprünglichen Mund-Nasenbucht, in der Mitte zusammen. Hier verbleibt nur höchst selten eine Lücke, die mediane Unterkieferspalte.

Aus den oberen Rändern des ersten Schlundbogens heraus wachsen der rechte und der linke Oberkieferfortsatz einander entgegen, die Mundbucht nasenwärts abrundend. Engt sich diese in ihren lateralen Winkeln zwischen dem ersten Kiemenbogen und seinen paarigen Oberkieferfortsätzen ausnahmsweise — und dann meist beidseitig — nicht ein, so liegt eine quere Gesichts- oder Wangenspalte, mindestens aber ein breiter Mund (Makrostoma) vor.

Während diese Entwicklung unten sich vollzieht, steigt von der Stirnkappe ein Wulst herab, der sich bald durch einen rechten und einen linken symmetrischen Einschnitt gliedert in den rechten und den linken lateralen (seitlichen) sowie den medianen (mittleren) Stirn- oder Nasenfortsatz. Letzterer weist an der unteren Kante zwei kleine Knospen auf, die Processus lobulares oder pyramidales, die später, vereinigt, im Philtrum der Oberlippe auslaufen. Dahinter trägt der Stirnfortsatz den rechten und den linken Zwischenkiefer mit den Keimen der vier oberen Schneidezähne.

Gelegentlich, freilich selten, erreicht nun der rechte oder der linke Oberkieferfortsatz den Anschluß an den entsprechenden lateralen Stirnfortsatz nicht. Dann liegt eine Mißbildung vor, die, sofern sie nur in ihrem unteren Anteil ausgesprochen ist, manchmal mit dem unrichtigen und verwirrenden Namen einer „seitlichen Hasenscharte" belegt wird; in Wirklichkeit handelt

es sich um eine weniger oder mehr ausgeprägte schräge Wangen-
oder Gesichtsspalte.

Bleibt die Verschmelzung zwischen dem rechten oder dem linken seitlichen und dem medianen Stirnfortsatze aus, so haben
Sie die gewöhnliche Hasenscharte vor sich. Sie durchsetzt,
wenn nicht bloß eine Einkerbung der Oberlippe (Kollobom) besteht, diese entweder teilweise oder auch bis zum und in das
Nasenloch hinein als „unvollständige“ oder „vollständige“,
rechts- oder links- oder beidseitige Lippenspalte, wovon die
linksseitige häufiger ist.

Am seltensten klaffen der rechte und der linke Processus
lobularis des medianen Stirn- oder Nasenfortsatzes auseinander,
in Gestalt der medianen oder mittleren Hasenscharte;
sie wird, durch Kuppe und Rücken der Nase in der Mitte empor-
laufend, zur gespaltenen Doggennase (Trendelenburg).

Die sich an der Bildung des weichen Gesichtes beteiligenden
Keimanlagen tragen daneben zum Aufbaue des vorderen und
unteren knöchernen Schädels bei. Aus dem ersten Kiemenbogen mächtig herauswulstend liefern der rechte und der linke
Oberkieferfortsatz zusammen mit den Zwischenkiefern den Oberkieferbogen einschließlich des Alveolarfortsatzes. Sie erzeugen
ferner, indem sie nach hinten in die Tiefe wachsen, die wagerechten
Gaumenfortsätze und dadurch den vorderen Abschnitt der knöchernen Gaumenplatte, deren hinterer von den beiden Gaumen-
beinen bestritten wird. Indessen zwischen diesen rechten und
linken Oberkiefermassen ist eine mediane Verankerung doch nicht
ohne weiteres möglich, weil von oben her, vom mittleren Stirnfortsatze aus, vorn die Zwischenkiefer, dahinter, als Nasenscheidewand, das unpaare Pflugscharbein nach unten streben. Dieses
schiebt sich zwischen die wagerechten Oberkieferschichten ein.

Bleibt die Vereinigung der Zwischenkiefer mit den Ober-
kieferbögen, sowie des Vomer mit der rechten oder der linken
Oberkiefergaumenplatte aus, so liegt in Fortsetzung der rechts-
oder links- oder beidseitigen Hasenscharte in der Tiefe der Mundhöhle ebenfalls rechts-, links- oder beidseitig eine Kiefer- und
Gaumenspalte (Gnathopalatoschisis) vor. Erst noch weiter
hinten, da, wo das Pflugscharbein aufhört und die Hälften des
weichen Gaumens sonst ungehindert in der medianen Raphe
sich verbinden, wird nunmehr die Mittellinie von einer solchen
Spalte erreicht, die schließlich noch das Zäpfchen halbiert
(Wolfsrachen). Nur dann, und zwar ungemein selten, sehen
wir die Gaumenspalte auch vorn in der Mitte — statt rechts

oder links — verlaufen, wenn das Pflugscharbein überhaupt nicht zur Entwicklung kam.

Bei doppelter, paramedianer Oberlippen- und Kieferspalte geht ungehemmt das Wachstum des mittleren Stirn- oder Nasenfortsatzes mit Pflugscharbein und Zwischenkiefern nach unten und außen vor sich. Der so entstehende vordere Bürzel stülpt die Nase auffällig in die Höhe (gewöhnliche Doggennase).

Den verschiedenen Stufen dieser praktisch wichtigen, im ganzen recht häufigen Hemmungsbildung entspricht der geringere oder höhere Grad der durch sie gesetzten krankhaften Störungen. Die äußerliche Mißgestaltung stößt Fernerstehende, oft aber auch nähere Verwandte, ab und bedrückt besonders die Mutter seelisch schwer. Darüber hinaus wird der gute Wille zur Pflege solcher vom Schicksal gebrandmarkter Neugeborener erheblich gelähmt. Und doch haben sie liebevolle Wartung vor allen anderen nötig. Ihre Ernährung ist ja aufs höchste gefährdet. Wir hörten eingangs, wie mühsam sie sich auch bei unserem Knaben gestaltete. Selbst bei nur einfacher Hasenscharte gelingt es dem Kinde schon nicht, die Warze der dargebotenen Brust sicher zu erfassen. Erst recht das eigentliche Saugen wird behindert, zumal wenn sich die Lippenspalte mit Wolfsrachen vergesellschaftet. Dann kann die Mundhöhle nicht abgeschlossen, also in ihr ein Unterdruck nicht hervorgerufen werden. Manchmal glückt schließlich die Entnahme aus der Flasche, mit Hilfe jeweilig ausgeprobter Saugvorrichtungen oder bei zugehaltener Nase, vorausgesetzt, daß die Hasenscharte nicht bis in diese hineinreicht. Meist bleibt nur übrig, die Milch in kleinen Mengen mit dem Löffel einzugeben. Aber auch hierbei gerät sie durch einen Gaumenspalt leicht in die obere Rachenbucht und die Nasenhöhle, um alsbald vorn wieder abzufließen. Trotz besten Willens und größten Geschickes der Mutter treten allerlei Störungen, Würgen, Erbrechen, Magendarmkatarrhe, Unlust und Ermattung infolge des erschwerten Trinkens bei dem Kinde auf. Es kommt zusehends herunter. Weil Mund und Rachenraum dauernd nach außen offen stehen, entzündet sich ihre ungeschützte Schleimhaut. Die tieferen Atemwege werden ebenfalls geschädigt, da die einströmende Luft nicht, wie beim Gesunden, vorgewärmt werden kann; das häufige Fehlschlucken gibt außerdem Anlaß zu Aspirationsbronchitis und Lungenentzündungen.

Später, wenn das Sprechen gelernt werden soll, leiden Laut- und Tonbildung. Das Kind wird wortkarg. Obwohl ursprünglich

geistig regelrecht veranlagt, bleibt es in seiner Verstandesentwick-
lung hinter Gleichalterigen mehr und mehr zurück.

Aus alledem ergibt sich die ernste Prognose dieser Mißbildung. Viele der mit Hasenscharte oder gar mit Wolfsrachen
behafteten Säuglinge sterben infolge der Ernährungs- und
Atmungsschwierigkeiten früh dahin. Diese machen aber auch
denen, die durchkommen, dauernd ungemein zu schaffen. Äußere
Entstellung und Sprachmängel setzen das Schulkind dem Spotte
seiner Gefährten aus und engen schließlich Erwerbs- und gesell-
schaftliche Möglichkeiten des Erwachsenen stark ein.

Somit drängt sich — nachdem abergläubische Hemmnisse
jetzt wohl nirgends mehr bestehen — die Forderung ärztlichen
Handelns zwingend auf. Wenn sie, wie meist, bald nach der
Geburt erhoben wird, steht nur die Operation in Frage. Die
immer wieder entsetzten Eltern bestürmen den Chirurgen, den
äußeren Schönheitsfehler schleunigst auszugleichen. In der
Dringlichkeit der übrigen operativen Anzeigen tritt zunächst
völlig zurück die Sprachfürsorge, dagegen ganz in den Vordergrund die Sicherung der Ernährung. Dabei ist klar, daß, je
früher die gesunde Körperform annähernd erreicht wird, desto
schneller und besser auch der Gebrauch sich herstellen wird.
Gleichwohl soll man den Zeitpunkt des Zufassens nicht über-
stürzen, sondern sorgsam abwägen, eingedenk dessen, daß Säuglinge gegen auch nur geringsten Blutverlust außerordentlich
empfindlich sind, wie ja Todesfälle z. B. bei ritueller Beschneidung
oder bei ganz einfacher Durchstoßung einer dünnhäutigen Atresia
ani beweisen. Amerikanische Ärzte greifen schon in den ersten
Lebenstagen ein, freilich überwiegend mit ungünstigem Ausgange.
Wir indessen setzen hinter solche tödliche Gefahren die nur
kosmetische Anzeige zurück; wir nehmen die Operation, und
zwar zunächst die Beseitigung der Hasenscharte, nicht eher vor,
als der Säugling sie vertragen kann, d. h. etwa vom 5. oder
6. Monat ab. Nur wenn ein gleichzeitiger Wolfsrachen die Er-
nährungsmöglichkeiten besonders arg bedroht, sieht man sich
genötigt, die Lücke in der Lippe schon etwas früher zu ver-
schließen, damit wenigstens die Fähigkeit zum Saugen ohne
Verzug geschaffen wird.

Die Operation der Kiefer- und Gaumenspalte folgt erst,
wenn ihr Träger bereits Einsicht genug erworben hat, um nicht
durch Ungebärdigkeit, Brechen und Schreien, zumal während
der Nachbehandlung, den Erfolg zu vereiteln; andererseits soll

aber doch der Fehler schon verbessert sein, bevor die hauptsächlichste geistige Entwicklung einsetzt, bevor die Schulausbildung beginnt. Demnach ist das 4. oder 5. Lebensjahr zu wählen. Aber selbst noch bei älteren Kindern und bei Erwachsenen, bei denen man früher fast ausschließlich prothetisch den Wolfsrachen zu verdecken suchte, haben wir ihn durch Operation noch heilen können.

Sie besteht, sei es nun, daß es sich nur um den Spalt der Lippe, sei es, daß es sich auch um den des Kiefers und des Gaumens handelt, im blutigen Verschlusse, der Ihnen heute wenigstens übersichtlich geschildert werden mag.

Im ersteren Falle wird über einer nur unvollständigen Kerbe die Oberlippe nach NÉLATON einfach quer eingeschnitten, dann senkrecht heruntergezogen und längsvernäht.

Reicht die Furche dagegen bis an oder in das Nasenloch, so trennt man im oberen Winkel rechts und links das Lippenrot ab und klappt beide Schleimhautläppchen um ihren unteren Stiel herunter. Sie werden nach querem Verschlusse der Oberlippenwunde nun entweder miteinander bürzelförmig vernäht (nach MALGAIGNE); oder man trägt die Spitze des medialen Läppchens schräg ab und legt an seine Wundfläche das laterale Läppchen heran (nach MIRAULT = v. BRUNS).

FRANZ KÖNIG opferte das Lippenrot der Winkelschenkel mit beiderseitigem Längsschnitte, setzte darauf je einen Querschnitt durch die Oberlippe, brachte die Wunden unter Zug nach unten zum Klaffen und vernähte entsprechende Schleimhaut- und Weichteilpunkte quer miteinander.

Auch für doppelte Hasenscharten eignet sich sein Verfahren, wobei dann noch der Schleimhautsaum des unpaaren mittleren Bürzels ganz entfernt, ein stark vorstehender Zwischenkiefer durch Einschnitt in die Nasenscheidewand von unten her (nach v. BARDELEBEN) beweglich gemacht und zurückgedrückt wird.

Auch bei unserem Säuglinge werden wir zunächst nach solchen Gesichtspunkten vorgehen, seine häßliche, die Mutter quälende Entstellung beseitigen, Saugefähigkeit und schnelle Gewichtszunahme erzielen.

Erheblich schwieriger gestaltet sich die chirurgische Aufgabe angesichts des Wolfsrachens. Sie ist aber durch B. v. LANGENBECKs Uranoplastik mit Staphylorraphie in einem Wurfe glänzend gelöst worden (1861); ihre Grundzüge haben sich bis heutigen Tages nicht wesentlich geändert. Am hängenden Kopfe des örtlich oder oberflächlich allgemein betäubten Kindes werden zunächst die Spaltränder der Gaumenfurche scharf, am besten etwas schräg angefrischt. Dann schneidet man rechts und links seitlich, hart am Übergange des Alveolarfortsatzes in die wagerechte Gaumenplatte, den Weichteilüberzug bis auf den Knochen durch, geht mit einem Raspatorium in die Wunden ein und löst die beiden Lappen so weit los, daß sie in der Mittellinie ohne wesentliche Spannung aneinandergebracht und vernäht werden können, während sie vorn und hinten ernährende Stiele behalten. Auch die frisch blutenden Ränder des Spaltes des weichen Gaumens und des Zäpfchens werden median vereinigt.

In der Folge verbürgen Sprechverbot, flüssige Kost, Mundhöhlenpflege möglichste Schonung der Nähte. Später wird durch Massage des neugebildeten Gaumens und durch fachmännischen Sprachunterricht der Gewinn gefestigt und erweitert.

So erspart uns diese klassische Operation sowohl die gewaltsam rohe Annäherung der Oberkieferkörper, wie sie in Amerika geübt wurde, als auch den Notbehelf künstlicher Gaumenverschlußstücke (Obturatoren).

Sie ist als erste größere Plastik neuerer Zeit ein schönes Werk der deutschen Chirurgie.